Medicina tibetana

Medicina tibetana

Charlize Brooks

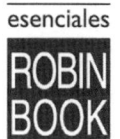

© 2018, Charlize Brooks

© 2018, Redbook Ediciones, s. l., Barcelona

Diseño de cubierta e interior: Regina Richling

ISBN: 978-84-9917-518-8

Depósito legal: B-1.098-2018

Impreso por Sagrafic, Plaza Urquinaona 14, 7º-3ª

08010 Barcelona

Impreso en España - *Printed in Spain*

«Cualquier forma de reproducción, distribución, comunicación pública o transformación de esta obra solo puede ser realizada con la autorización de sus titulares, salvo excepción prevista por la ley. Diríjase a CEDRO (Centro Español de Derechos Reprográficos, www.cedro.org) si necesita fotocopiar o escanear algún fragmento de esta obra.»

El pensamiento se manifiesta en la palabra.
La palabra se manifiesta en un hecho.
El hecho se desarrolla en un hábito.
El hábito se solidifica en el carácter.
Del carácter nace el destino.
De manera que observa con cuidado tus pensamientos
y permíteles nacer del amor
que nace del respeto a todos los seres.

Buda Sakyamuni
(566 a 478 a.C)

Índice

Introducción 11

1. Historia de la medicina tibetana 15
Yuthok Yonten 18
Lapislázuli azul 20
La medicina tibetana en la actualidad 26

2. Teoría de la medicina tibetana 29
El deterioro del cuerpo físico 33
Clasificaciones de las enfermedades 33
Métodos de diagnóstico 38
El papel de la astrología tibetana 39

3. La naturaleza básica del cuerpo 53
Los tres humores 55
Los cuatro tantras 67
Raíz, tronco y hojas 72
Los componentes orgánicos 76

4. El tratamiento de las enfermedades 79
Rutina clínica 81
La acupuntura tibetana 87
Moxibustión 93
Los masajes 98
Terapia herbal 104
La alimentación 107
Las prácticas físicas 115
La farmacopea tibetana 127

Bibliografía 131

Introducción

La medicina tibetana se halla ligada plenamente con el budismo, que conforma su fundamento espiritual y su sustrato. Su compromiso es mantener el equilibrio del cuerpo, porque eso traerá consigo el ansiado estado de salud. También se revela como un camino en el cual el cuerpo y la mente se liberan de los sufrimientos de la existencia cotidiana.

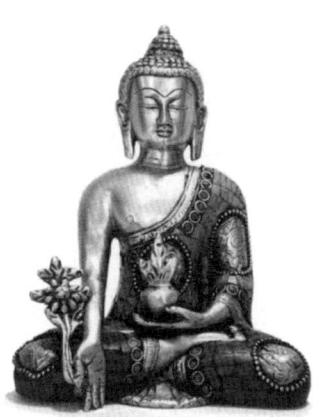

La base de la medicina la constituyen los llamados cuatro tantras, escritos con tinta de lapislázuli sobre láminas de oro en 5400 versos.

Los médicos que siguen sus preceptos contemplan el análisis del cuerpo como el fundamento de la cosmología y de la filosofía budista, considerando que la salud depende de la dieta, de la conducta, de las condiciones ambientales y psicológicas, de los factores sociales, etc.

El diagnóstico se realiza mediante la toma del pulso, el análisis de orina, la observación de la lengua y de la complejidad física. El médico es el encargado de realizar un profundo cuestionario sobre la vida, los sueños y los sentimientos del paciente. Tras este análisis, determina el tratamiento a seguir, ya sea con aceites, masajes, relajación, acupuntura, moxibustión, etc.

La medicina tibetana plantea que la ignorancia, el apego y el odio son los tres grandes venenos gestados desde la vida embrionaria y de los cuales hay que alejarse para estar sano.

En los tratados de medicina tibetana se dice que es preciso atajar la causa de la enfermedad ya que, de no hacerlo, es como si simplemente se podasen las hojas y las ramas de un árbol enfermo, sin ocuparse de extraer el mal de raíz. Si solo cortamos las hojas y las ramas, seguirá creciendo con más fuerza.

Este libro es una guía para conocer uno de los sistemas médicos más antiguos del mundo, y nos muestra su visión histórica, su relación con otras culturas, su metodología y las claves de su efectividad.

1. Historia de la medicina tibetana

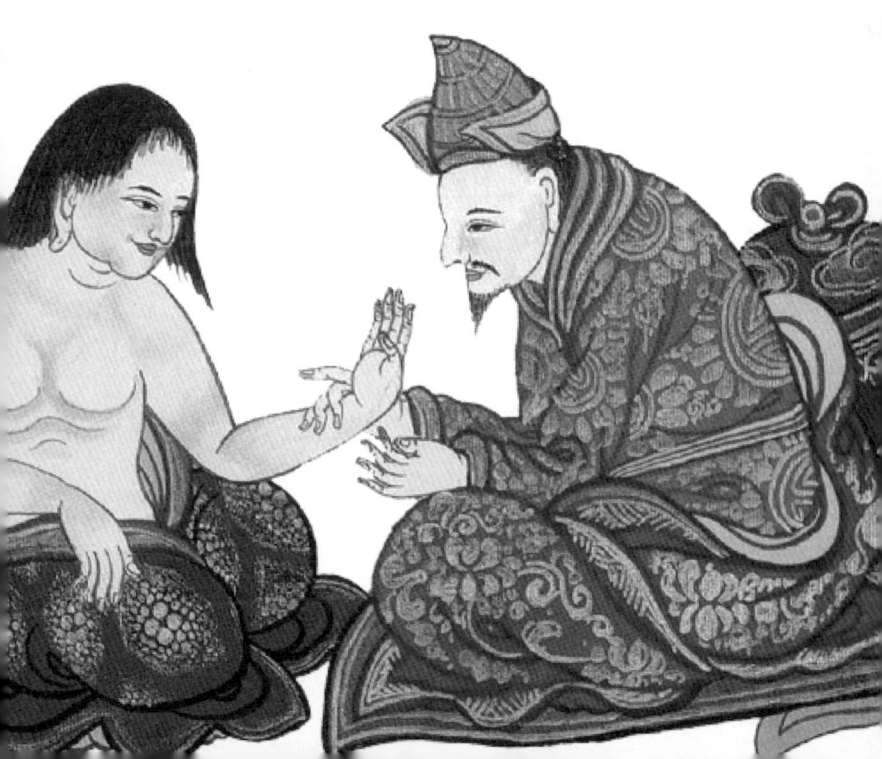

La historia de la medicina tibetana es la de un sistema holístico que respeta la interconexión entre cuerpo, mente y ambiente externo. Al abordar cada uno de estos ámbitos se consigue llevar una vida armoniosa y sana.

Hace unos 2500 años, el buda Sakyamuni empezó a impartir clases sobre la ciencia de la curación en Varanasi (India). El sistema médico que creó, recopilado en los llamados Cuatro tantras médicos, comprende distintas disciplinas: desde cómo concebir un hijo, cómo ayudar a la mujer embarazada antes y después del parto, cómo paliar las enfermedades que afectan a las personas, ayudar en el proceso de envejecimiento, en el momento de la muerte y en el proceso posterior a ella.

Casi medio siglo más tarde, el maestro Nagarjuna, junto a otros maestros, desarrolló este sistema médico y lo trasladó a algunas universidades monásticas budistas.

En el siglo VII, el rey del Tíbet central, Songtsan Gampo, invitó a médicos y a diferentes sabios de la China, la India y Persia. Su objetivo era aprender los sistemas médicos de esos países vecinos, traducirlos a la lengua tibetana y de esa manera formar a nuevas generaciones de médicos en el saber de esa ciencia.

Cien años más tarde, el rey Trisong Deutsan trató de continuar la labor que había iniciado su abuelo e invitó a grandes sabios maestros budistas indios, como Padma

Samhava para que celebrasen el Primer Congreso Internacional sobre medicina en el monasterio de Samye.

Se considera a Yuthok Yonten Gonpo el Anciano (708-833) al padre de la medicina tibetana, ya que fue capaz de estudiar todos los sistemas médicos que hasta entonces habían llegado al Tíbet y los unió a sus conocimientos adquiridos en viajes que realizó a la India, China y Nepal. Compuso numerosos libros de medicina y prácticas espirituales, llegando a vivir hasta la edad de 125 años.

En esa época hubo un gran debate sobre qué tipo de budismo y de medicina adoptaría oficialmente el Tíbet. Pero todo parece indicar que fueron los sistemas budistas indios quienes sacaron ventaja de todo ello. Por regla general puede decirse que los médicos tibetanos se dedicaron a combinar algunos de los aspectos de medicina china y griega de Asia central con las enseñanzas médicas básicas del budismo indio. La mayoría de los tratados de esa época fueron escondidos y redescubiertos en el siglo XII, que es cuando surge oficialmente el sistema médico tibetano.

Yuthok Yonten

Yuthok Yonten Gonpo el Joven (1126-1198) quiso seguir la tradición familiar, y también visitó diversos países antes de recibir los llamados Cuatro tantras médicos de Rokten Kouchokyab, que los revisaría y aprovecharía para escribir numerosos tratados sobre ellos.

Yuthok sostenía que, para ser un médico competente, el aspirante debía practicar en primer lugar sobre sí mismo, conociendo a fondo su cuerpo y su mente antes de practicar sobre otras personas. Tales enseñanzas las había recibido de Khadroma Pladen Tringa, la dakini de la medicina. Entre otras cosas, visualizó que la medicina actual dejaría de lado las prácticas espirituales y se centraría únicamente en la práctica sintomática. Sus profundas enseñanzas fueron compuestas con la intención de unir la medicina con la parte más espiritual del ser humano, para mostrar cómo pueden ser una y la misma. Esta percepción se realiza a través de la integración armoniosa del cuerpo, la mente y la energía de la forma más esencial y sutil.

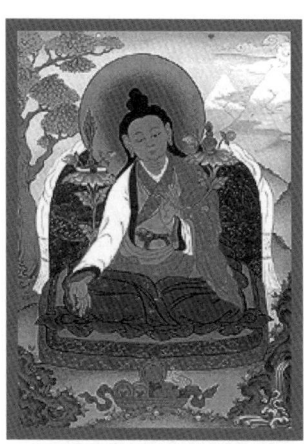

Yuthok destacó la importancia de conocerse a sí mismo para así descubrir nuestra verdadera condición y naturaleza iluminada con la finalidad de desarrollar nuestra mente a través de las enseñanzas y la capacidad espiritual. Escribió varios textos y comentarios e instruyó la práctica Yuthok Nyingthik con la intención de guiar a los médicos y a los estudiantes de medicina.

El término tibetano para nombrar a la medicina es Sowa Rigpa o, lo que es lo mismo, Conocimiento o ciencia de la curación, que se refiere a la obtención de un equilibrio relativo respecto a la causa y el efecto. La segunda interpretación versa sobre Nutrir la conciencia, que se refiere al logro de un equilibrio absoluto, el estado perfecto más allá de la causa y el efecto, que se puede alcanzar a través de una profunda espiritualidad.

Lapislázuli azul

En el siglo xv, el primer ministro del V Dalai Lama, Desi Sangye Gyatso, médico famoso y astrólogo, escribió el comentario de los Cuatro Tantras llamado el *Lapislázuli azul* y el comentario para astrología llamado *Lapislázuli amarillo* y muchos otros libros.

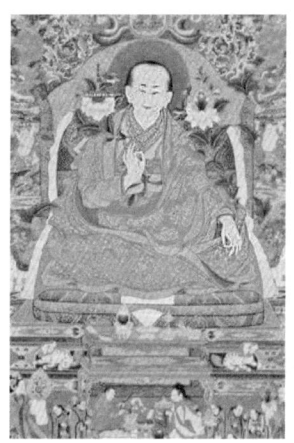

La base de la medicina la constituyen estos llamados Cuatro tantras, escritos con tinta de lapislázuli sobre láminas de oro en 5400 versos.

Con el soporte del V Dalai Lama abrió Chakpori, la primera universidad médica en el Tíbet. Los estudiantes que acudían a ella procedían de todos los monasterios del Tíbet. Una vez se graduaban como médicos, empezaban su maestría ayudando a los monjes locales.

> **Chakpori**
>
> La universidad médica en Chakpori fue diseñada para los estudiosos monásticos quien, después de aprender artes esotéricas, de la medicina y el tantrismo, en su mayoría permanecían en el monasterio para servir al público como harían con otros eruditos monjes y lamas. En 1916, Khenrab Norbu, médico de la 13ª Dalai Lama, patrocinó la construcción de una segunda universidad secular de la medicina y la astrología tibetana, la Mentsikhang. Mentsikhang fue diseñado como un colegio para 'laicos' quienes, después de recibir capacitación, regresaban a sus zonas rurales para trabajar como médicos y educadores.

En el siglo XVIII, Deumar Tenzin Phuntsog, con un amplio bagaje de conocimiento en sustancias medicinales, recopiló un texto al que llamó *La esfera de cristal*, que no es más que un conjunto de nombres, descripciones físicas, propiedades y hábitat de unas 2.300 plantas medicinales y otras sustancias que forman la base de la farmacopea tibetana.

El venerable maestro Khyenrab Norbu (1883-1962), médico personal del XIII y el XIV Dalai Lama, fue un famoso médico que escribió muchos libros sobre medicina, particularmente sobre farmacología. Bajo la guía y el soporte del XIII Dalai Lama construyó la segunda Universidad Oficial de Medicina Tibetana y Astrología en Lhasa (capital del Tíbet), llamada Mentsikhang.

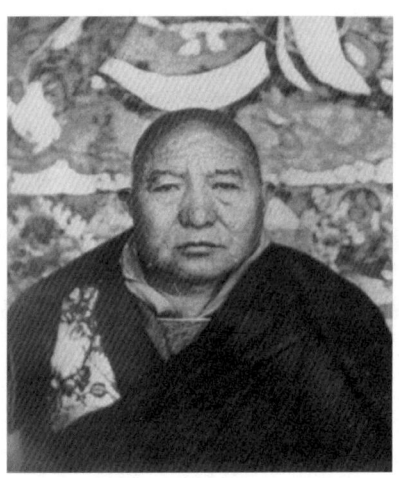

Con la invasión china en 1959, en Tíbet, se destruyó buena parte de la cultura tibetana, incluyendo cientos de manuscritos sobre la medicina tibetana.

El Dalai Lama, con el fin de evitar la desaparición de tan valioso patrimonio, creó numerosos centros culturales en la India con el fin de preservarlo. Posteriormente, la sabiduría de la medicina tibetana fue extendiéndose por el mundo. Actualmente no solo se practica en el Tíbet, sino que su influencia ha llegado a las regiones más alejadas del planeta.

A lo largo del siglo xx han existido muchos médicos y lamas que han contribuido a expandir el conocimiento de la medicina tradicional tibetana.

Los principales textos de la medicina tradicional tibetana son, de hecho, una enseñanza tántrica. La palabra tantra significa «linaje ininterrumpido», esto es, la transmisión de la enseñanza de forma ininterrumpida desde un ser Iluminado completamente hasta nuestros días. Esto significa que la enseñanza procede del conocimiento de un ser supremo, y que a través del estudio y la práctica de esas enseñanzas se puede llegar a alcanzar dicho estado.

Algunos de los textos ayurvédicos más importantes son:

- **Agnivesh Samhita:** Compuesto por el maestro Agnivesh (Tib. Meshinjug), que fue discípulo de Bharadwaja.
- **Caraka Samhita:** Caraka (Tib. Thotsuntsaraka), fue un gran médico y filósofo que revisó el tantra Agnivesh y redactó el Caraka Samhita. A partir de este médico, el sistema ayurvédico general tiene ocho partes, llamadas «las ocho partes o ramas».
- **Yoga Sataka:** Compuesto por el maestro Nagarjuna Acharya (Tib. Gonpoludup).
- **Astanga Hridaya:** El maestro Vagbhata (Tib. Phakhol) sintetizó el Caraka Samhita que se convirtió en el Astanga Hridaya, el principal texto ayurvédico. Fue traducido al tibetano por Lotsawa Rinchen Sangpo en el siglo XI.
- **Astanga sangra:** Compuesto por el maestro Vagbhata (Tib. Phakhol), también traducido al tibetano por Lotsawa Rinchen Sangpo.
- **Chandrica:** Compuesto por el maestro Chandranandana (Tib. Dhawa Ngonga) y traducido del tibetano por Lotsawa Rinchen Sangpo.

Las escrituras budistas antiguas describían el sufrimiento como algo que surge de los organismos que tratan de afianzarse en un perpetuo cambio. Si hay un excesivo apego, puede surgir el padecimiento, ya que el cambio es algo esencial en la vida.

Una de las formas de atenuar todo ello es mediante la meditación. Así, disminuye la identificación con el ego y se desarrolla la intuición de la naturaleza evanescente de toda existencia.

El budismo no pone énfasis en la salvación humana sino que su esfuerzo se centra en tratar de salvar a los seres sensibles. La compasión sería la energía esencial que anima la existencia y guía al hombre que persigue la Iluminación.

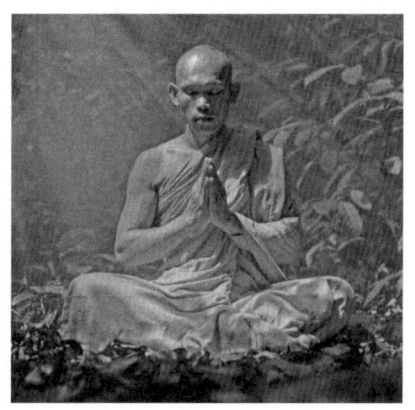

Gautama Siddharta

El budismo se origina en las enseñanzas de Shakyamuni (Gautama Siddartha), quien nació en lo que actualmente es Nepal, hace unos dos mil quinientos años.

Shakyamuni nació en cuna noble, como príncipe, pero desde muy temprana edad, tuvo conciencia del sufrimiento humano y se sintió profundamente perturbado por ello. El anhelo de abandonar el mundo secular y de alejarse en busca de una solución a los padecimientos inherentes a la vida se posesionó de él de manera cada vez más perentoria. Las escrituras budistas hablan de cuatro encuentros que a su vez despertaron en él la conciencia de cuatro sufrimientos comunes a todos los seres humanos: el nacimiento, la vejez, la enfermedad y la muerte, y acicatearon su deseo de hallarles una solución. Finalmente, renunció a su condición de príncipe y partió en una búsqueda espiritual para descubrir la manera de superar el sufrimiento humano.

Durante varios años, se sometió a una estricta disciplina, pero le resultó imposible alcanzar la emancipación mediante los rigores de la austeridad y, finalmente, desechó esas prácticas. Luego, cerca de la ciudad de Gaya, se sentó bajo un árbol pipal y entró en estado de meditación.

Allí, logró su despertar, o Iluminación, a la verdadera naturaleza de la vida y de todas las cosas. Al haber logrado la Iluminación, comenzaron a llamarlo Buda o 'El Iluminado'.

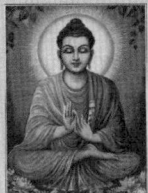

La medicina tibetana en la actualidad

En el siglo II aC se inició una renovación en el pensamiento, por lo que las prácticas budistas inspiradas por los escritos Mahayana se convirtieron en una forma de vivir conforme a la manera más altruista. La revelación de los textos, junto con los tantra médicos, encaminaron a la ciencia budista a la práctica de la sanación.

Una de las principales tesis era que el cuerpo no debía ser el principal obstáculo para la Iluminación, sino que debía ser el principal vehículo para acceder a ella. El cuerpo sería una morada o vehículo de energías dormidas que, cultivadas de manera adecuada, se podían manifestar en el cuerpo de luz.

Los estudios de una persona que quiere formarse en medicina tibetana suelen durar unos 12 años. En ese periodo se estudian todos los aspectos de la sanación, desde la identificación y procesamiento de plantas medicinales hasta aspectos como la empatía, la meditación, etc. Se le da mucha importancia a materias como la farmacología, la acupuntura o la moxibustión, así como a los métodos que sirven para potenciar y modificar las sustancias medicinales. También se estudian los textos de Buda en lugares como la Escuela de Medicina Tibetana en Lhassa, o el Instituto de Medicina Tibetana, en Dharamsala, en el norte de la India, sede del gobierno tibetano en el exilio. Las visitas de los médicos formados en estos lugares a Europa o América ha servido para el desarrollo de nuevos campos de conocimiento, así como para mejorar el tratamiento de distintas enfermedades.

La medicina tibetana reconoce la influencia perniciosa de los agentes patógenos en la generación de la enfermedad, pero sostiene que aspectos como la ignorancia o la codicia impiden muchas veces la sanación si se hallan instaladas en la mente de las personas. La salud es producto de una buena dieta, pero también de aspectos como la conducta apropiada, las condiciones ambientas y psicológicas, los factores sociales, etc. La enfermedad permite comprender el funcionamiento de la mente.

La medicina tibetana sostiene que, al inspirar, se absorbe el sufrimiento que padece la raza humana, y al espirar, se exhala bienestar. Con la muerte y la aparición de las enfermedades, se demuestra el carácter efímero de nuestros cuerpos, a la vez que se demuestra lo fugaz de la existencia humana. Al aceptar todo ello con naturalidad, el organismo de libera de la pérdida y al apego de permanencia. La sanación, como la Iluminación, depende de la sabiduría y luminosidad de nuestra naturaleza más íntima.

2. Teoría de la medicina tibetana

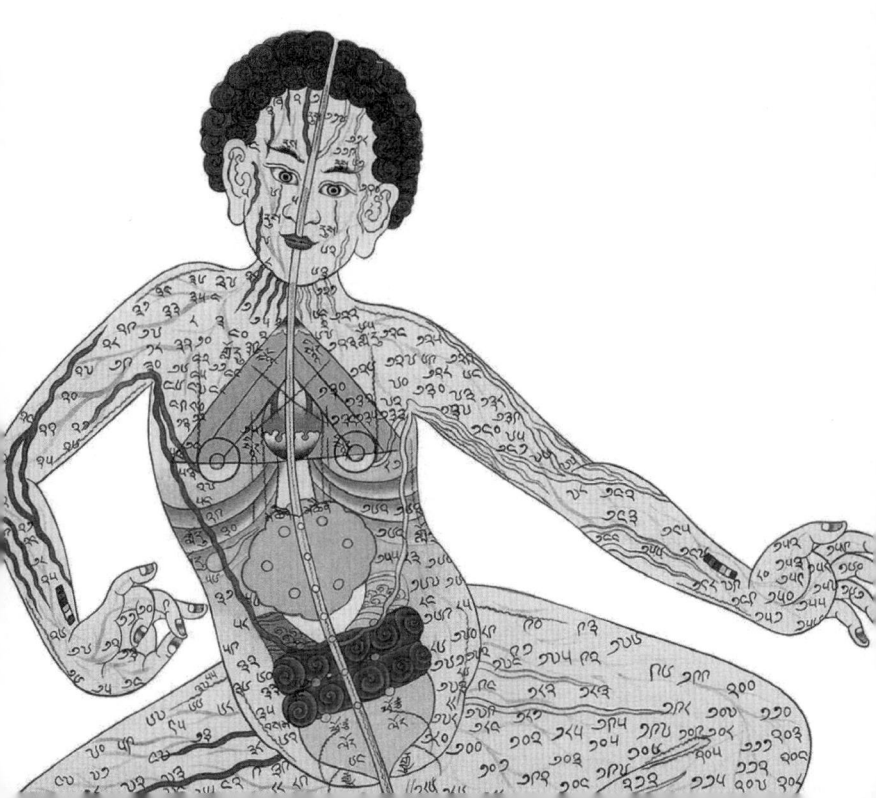

La medicina tibetana se encuentra muy unida al budismo tibetano, que sostienen que cuestiones como la ignorancia o la codicia pueden quedar eliminadas por el luir de la mente.

El análisis del cuerpo parte del estudio de la cosmología y la filosofía budista, considerando que la salud de la persona depende de la dieta, la conducta, las condiciones ambientales y psicológicas, así como de los factores sociales, siendo todos estos críticos para el diagnóstico y el tratamiento de las enfermedades.

Cualquier fenómeno de la naturaleza es consecuencia de la confluencia de las cinco energías cósmicas: la tierra, el fuego, el agua, el aire y el espacio.

Y fisiológicamente, el cuerpo humano está constituido por tres humores o nepas, siete energías físicas y tres tipos de excreciones. Las siete esencias son: las esencias nutricias, la sangre, la carne, el tejido adiposo, la médula ósea y el óvulo o esperma, dependiendo del sexo del individuo. Los tres humores son las manifestaciones biológicas de las cinco energías cósmicas y son considerados como el surgimiento de las tres aflicciones básicas que son el deseo, el enojo y la confusión, éstas se conocen como el viento, la bilis y la flema.

El viento representa la fusión nerviosa y recibe la influencia de las tres causas de sufrimiento evidenciadas por el Buda.

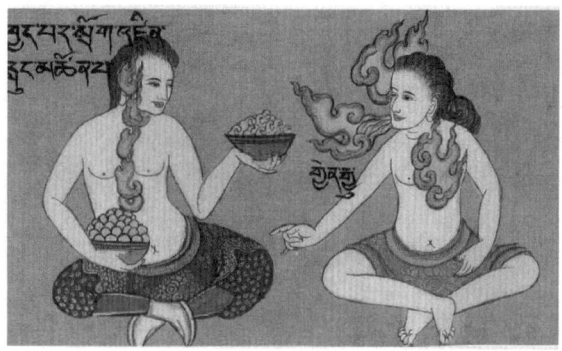

La bilis se constituye por el elemento fuego, es responsable del metabolismo y del calor corporal, de la digestión y de la excreción. El enojo actúa sobre su equilibrio, desestabilizándolo. La flema asegura la regeneración y la producción de líquidos y está compuesta por los elementos tierra y agua.

Así pues, la salud puede considerarse como el equilibrio de estos tres humores, mientras que la enfermedad surgiría cuando alguno de estos elementos padece un desequilibrio. La enfermedad puede surgir de una mala dieta, de una conducta impropia, de la infección por agentes patógenos, de factores ambientales o espirituales.

Los desórdenes se pueden clasificar como fríos o calientes o como una combinación de ambos. Los calientes se asocian con la sangre o la bilis, mientras que los fríos se asocian con desequilibrios en la flema o en el viento.

El deterioro del cuerpo físico

El cuerpo físico se deteriora básicamente por cuatro cosas:

- Por el ego: Es decir, por la cantidad de venenos o hidrógenos pesados que produce nuestro organismo y por la alimentación o la falta de conciencia en nuestra vida.
- Por la presencia de fuerzas o fluidos tenebrosos que perturben la armonía de la mente.
- Al ser atrapados por la exposición a determinados ambientes en los que nuestro cuerpo no se sienta bien, como cambios drásticos de temperatura.
- Por el desgaste natural del paso del tiempo.
- Muchas veces, la queja y las lamentaciones favorecen la aparición de enfermedades. Si se saben manejar de manera adecuada los estados de ánimo, se está fortaleciendo el sistema inmunológico, que es capaz de contrarrestar cualquier problema. De la misma manera, el budismo nos enseña que los peligros que acechan a la salud son la gula, la pereza y el estrés.

Clasificaciones de las enfermedades

El cuerpo humano es la base o raíz de la ciencia médica. La medicina tibetana suele clasificar las enfermedades que aquejan al organismo en tres grupos.

El primer grupo de enfermedades es el de las enfermedades establecidas, tales como desórdenes genéticos, defectos de nacimiento y demás.

Suelen proceder de vidas pasadas y son muy difíciles de tratar; lo mejor que se puede hacer es tratar de proveer a la persona de la mayor comodidad posible.

La siguiente clasificación de enfermedades incluye los desequilibrios del cuerpo que se desarrollan debido a circunstancias diversas, tales como el medio ambiente, la contaminación, los gérmenes, etc. Son las enfermedades más comunes y sobre las que la medicina tibetana suele poner todo el foco. Por ejemplo el asma, que puede manifestarse en edades tardías como resultado de haber vivido en una ciudad muy contaminada o bajo mucho estrés.

La tercera categoría es la que se conoce como enfermedades imaginarias, es decir, las enfermedades psicosomáticas y aquellas otras que los tibetanos asignan a fuerzas malignas. Aquí se incluyen las crisis nerviosas y las que proceden de síndromes postraumáticos. Cuando una persona está enferma, su actitud afecta a su sistema inmune. Cuando una comunidad lleva a cabo una serie de rituales que apoyan al enfermo, esto puede ayudarle a levantar el ánimo, que puede tener un efecto reparador sobre el sistema inmune.

Las enfermedades se pueden atribuir a una mala dieta, a consumir alimentos a los que seamos incompatibles, o a alimentos demasiado grasos. También pueden ser el resultado de nuestra conducta, como exponernos al frío sin estar lo suficientemente abrigados. También pueden venir originadas por patógenos, microbios, pequeños organismos con los que entramos en contacto. Para erradicar la enfermedad es preciso lograr un equilibrio en todos los niveles. Por ejemplo, sabemos que del deseo surgen los desequilibrios del viento, del enojo surgen los desequilibrios de la bilis y de la cerrazón mental, los desequilibrios de la flema.

Los desequilibrios del viento proceden de un excesivo nerviosismo, una presión arterial alta, sensación de opresión en el pecho, o de ciertas depresiones.

Las personas que meditan de manera incorrecta o padecen mucha presión en su vida diaria, suelen desarrollar desequilibrios del aire. Y es que al estar presionados estas personas padecen mucha tensión en el pecho, estómago irritable, etc.

Los desequilibrios de la bilis proceden del enojo. Por ejemplo, en el caso de las úlceras, significa que hay demasiada bilis en el estómago. La bilis también afecta a la pigmentación de la piel o a molestias tipo migrañas.

La flema se relaciona con la ingenuidad y la cerrazón mental. Es decir, cuando nos aferramos a nuestras ideas y no queremos escuchar a las de los otros. La falta de empatía, por ejemplo. Nuestros corazones se cierran ante otras personas, de la misma manera que lo hacen los senos nasales que nos conducen a problemas como sinusitis, neumonías, asma, etc.

Para diagnosticar las diferentes enfermedades, el médico tibetano usa diferentes métodos:

- Diagnostico oral, donde se realizan preguntas concretas al paciente.
- Análisis del pulso. Tomando el pulso de la arteria radial, el médico tibetano obtiene información de cómo están los diferentes órganos del paciente así como de sus trastornos humorales.

- Análisis de la cara, la lengua, de los ojos, los oídos del paciente así como el color y textura de la piel.
- Análisis de la orina y de la heces.

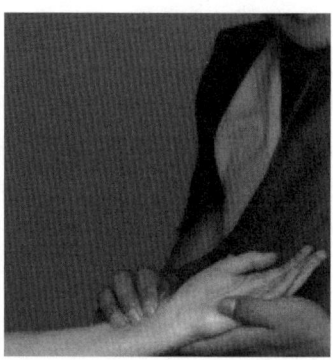

El médico tibetano utiliza todos sentidos, el tacto, la visión, la escucha, el olfato y el gusto, como instrumentos médicos para llegar a la causa raíz de la enfermedad que afecta al paciente. Según la medicina tibetana, las causas que generan problemas, enfermedades o falta de energía a nuestro organismo son:

- **La psicología o la mente**. Cuando la mente no se abre al exterior, la persona permanece ignorante a la realidad, y al no aceptarla, se produce el desinterés hacia la mayoría de aspectos de la vida, generando una gran frustración. Lo que conlleva un mayor número de emociones negativas, tales como el apego o el enfado.
- **La alimentación o comida.** Cuando hay un exceso de proteínas, o se lleva una alimentación de manera irregular, se generan trastornos en el sistema digestivo.

Si se halla alterado, los alimentos no se pueden metabolizar correctamente, por lo que la persona puede experimentar falta de energía en su vida diaria.
- **Evitar los excesos**. Trabajar más allá de nuestras posibilidades o tratar de hacer muchas cosas al mismo tiempo puede conducir al desequilibrio y, por tanto a la enfermedad.
- **El clima.** Cuando hay una excesiva exposición al frío o al calor, también se pueden producir desórdenes en el organismo.
- También pueden producir desórdenes orgánicos ciertas interferencias negativas causadas por la energía cósmica.
- Incidentes como accidentes, terremotos, inundaciones, etc.

Métodos de tratamiento de la medicina tibetana

La medicina tibetana, tras evaluar al paciente, puede ofrecer:
- Consejos muy precisos sobre la alimentación, el comportamiento y la psicología relacionados con las enfermedades o desórdenes.
- Medicación con píldoras de hierbas, recetas e infusiones de elementos naturales.
- Terapias externas de masaje.
- Terapias de calor como tsampa, horme, moxa, sandum, pak-zen.
- Terapias frías o refrescantes con piedras preciosas, con agua de montaña.

- Acupuntura con agujas de oro.
- Cirugía menor.
- Otros tipos de tratamientos: recitación de mantras, yoga, meditación o sanación a través de los chakras.

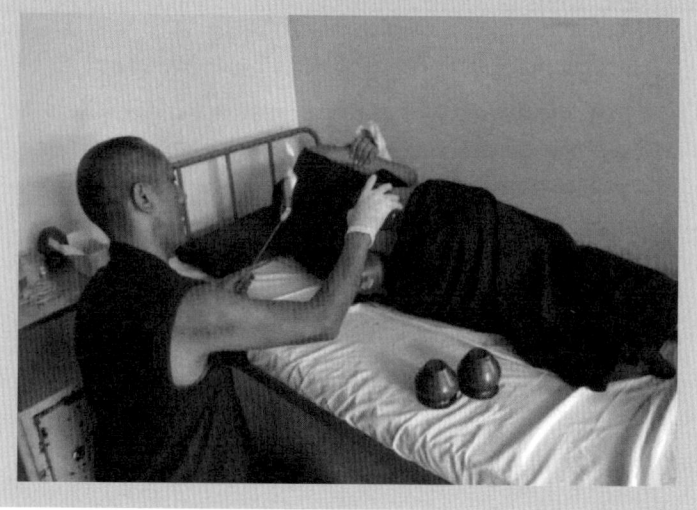

Métodos de diagnóstico

Los médicos tibetanos suelen diagnosticar las enfermedades mediante tres métodos: la formulación de preguntas directas al paciente, el análisis táctil y el análisis visual. De acuerdo con los tres humores, el médico debe llevar a cabo una revisión fisiológica del paciente y dar un diagnóstico del desorden.

En el análisis que hace el médico no puede olvidar la lectura del pulso, fundamental en su análisis. También un examen visual de la orina, la observación de la lengua y la complexión física del paciente. Algunos médicos también preguntan por los sueños que hayan tenido los pacientes.

En efecto, la lectura del pulso puede dar una información importantísima al médico más experimentado. Cuando coloca los dedos en las muñecas del paciente, el médico sintoniza y afina su conciencia con las sutiles pulsaciones de la sangre, la linfa y las energías neurales, que le transmiten mensajes relativos al estado de salud y vitalidad del paciente.

El examen de orina ayudará a afinar el diagnóstico, examinando el color, la sedimentación, el olor, la ausencia o no de secreciones visibles. Y eso se consigue removiendo la orina en un recipiente de color blanco.

El examen de la lengua puede proporcionar una información muy valiosa sobre la constitución física del paciente, la naturaleza de sus trastornos, el humor que prevalece. Si el trastorno está relacionado con el aire, la lengua suele aparecer seca, rosada, áspera y rodeada de burbujas. En cambio, si los trastornos se relacionan con la bilis, la lengua se presenta recubierta de una pátina amarilla y amarga. Cuando el desequilibrio procede de la flema, se manifiesta en una consistencia blanda y húmeda, velada por una pátina blanca-verdosa.

El papel de la astrología tibetana

El sistema tibetano médico incluye el estudio de la astrología. Así, uno de los aspectos más importantes sería el estudio del animal que corresponde al año del nacimiento del paciente. Y es que, para cada animal, existen días específicos de la semana que le son favorables a la vida o bien lo decantan hacia la muerte.

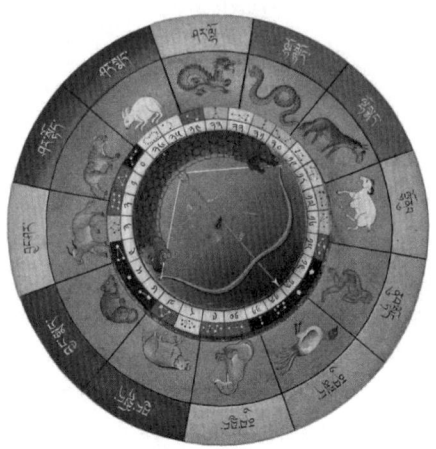

Antes de emprender cualquier tratamiento, los médicos suelen hacer una consulta astrológica para determinar qué día es el más apropiado para el tratamiento. La energía cósmica influye, mediante el ciclo de las estaciones, en el equilibrio psicofísico de la persona. Del mismo modo que lo hace la naturaleza o el movimiento de los planetas.

En medicina tibetana se habla de los cinco khams, que interactúan de dos manera diferentes. Estos cinco elementos externos serían:

- **Madera**, relacionada con la primavera. Su influencia es con el hígado y la vesícula biliar.

- **Fuego**, relacionado con el verano. Su influencia es con el corazón y el intestino delgado.
- **Metal**, relacionado con el otoño. Su influencia es con los pulmones y el colon.
- **Agua**, relacionada con el invierno. Su influencia se centra en los riñones y la vejiga urinaria.
- **Tierra**, o período de transición entre dos estaciones. Se relaciona con las enfermedades del bazo y el estómago.

Y se relacionan directamente con los doce signos del zodíaco, los ocho trigramas (parkha) y los nueve números cuadrados mágicos (mewa).

Cada estación tiene una duración de 72 días, y en cada una de ellas, como hemos visto, predomina uno de los cinco khams, con sus consiguientes influencias de sus energías en nuestro cuerpo.

Durante la primavera, aumenta la energía madera, ya que las plantas crecen y la naturaleza se halla en pleno auge. Se produce un efecto específico en el organismo, que sensibiliza una parte del organismo. La energía se refleja en su órgano correspondiente, el hígado y la vesícula biliar, que se hallará sujeto a posibles desequilibrios. Por eso, la medicina tibetana supone que los estados febriles son una reacción del hígado. Por el contrario, durante el invierno, el hígado está siempre muy ocupado en mantener el calor corporal y su energía es muy fuerte.

En verano aparece el calor, que puede ser peligroso para las personas que tienen problemas de corazón o de tipo circulatorio. Predomina el campo energético de energía fuego, que se reabsorbe en la tierra y vuelve a empezar la estación de transición.

El otoño corresponde al kham metal. Cuando el calor penetra en la tierra, produce un efecto de calentamiento en los minerales y metales que se hallan en su interior y eso crea un campo energético que emerge de la tierra durante todo el tiempo que dura el otoño. Los órganos más sensibles son los pulmones y el colon.

En invierno predomina el campo energético de la energía agua, que se manifiesta en los riñones y en la vejiga urinaria.

Los médicos formados en medicina tibetana pueden establecer las fluctuaciones de los khams a través del sentido del pulso de sus pacientes. Y aconsejan, en primavera, una desintoxicación del hígado, mientras que en verano prestan atención al sistema circulatorio y en otoño a los enfriamientos.

Suele señalarse a la mala digestión como la causa de todas las enfermedades crónicas internas. Esto es así porque la digestión es el proceso por el cual se asimila la energía del exterior, ya que si este proceso no se produce de manera adecuada, se va a convertir en la base de todos los desequilibrios del cuerpo. De ahí que tenga tanta importancia el correcto consumo de los alimentos, la calidad de los mismos, la adecuada atención a procesos como la deglución y la masticación, etc.

Los khams deberían considerarse pues, como simples energías naturales que, si se saben gestionar, pueden llegar a ser beneficiosas, pero que de otra manera pueden llegar a crear fuertes desequilibrios.

En las universidades monásticas budistas se estudia la adivinación como herramienta para determinar los ciclos atmosféricos, medir el tiempo tibetano o bien realizar el calendario recopilatorio de las actividades diarias en sintonía con los movimientos del cosmos.

Los astrólogos son consultados para elaborar el horóscopo de los recién nacidos, pero también por asuntos relacionados con futuros matrimonios o por rituales funerarios.

A través del sistema de los llamados cálculos blancos o indios y el sistema de cálculos negros o chinos se suele realizar el cálculo de los eventos anuales, la elaboración del calendario lunar, los horóscopos y la obtención de información necesaria para elaborar el almanaque anual tibetano. Los cálculos negros o astrología elemental por la utilización de los cinco elementos llegaron al Tíbet a mediados del siglo VII dC, en tiempos del rey Songtsen Gampo. Este sistema correlaciona el calendario con ciclos de 60 años, donde cada año es regido por uno de los doce animales (dragón, serpiente, caballo, oveja, mono, pájaro, perro, cerdo, rata y buey) en combinación con alguno de los cinco elementos (madera, fuego, tierra, metal y agua). Cada año, cada mes, cada día, tiene asignado un animal y un elemento como en la astrología china.

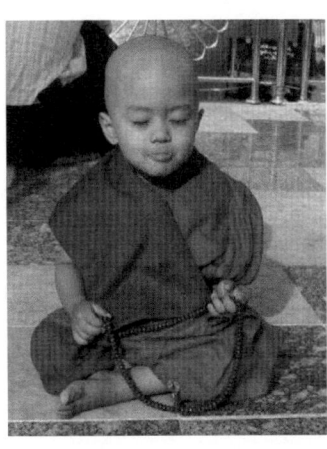

Parkha y mewa

La astrología elemental o Jungtsi es el campo más antiguo de conocimiento originario del Tíbet. Usa tres tipos de símbolos principalmente: los 8 parkha o trigrams, los 9 mewa o números y los 12 signos animales. Las varias combinaciones de estos tres símbolos con los cinco elementos de madera, fuego, tierra, metal y agua, son la base para los cálculos astrológicos. Los parhka son los símbolos astrológicos más viejos, mientras los mewa, los números y los signos animales son basados en el trigrams.

Los parkha o trigrams simbolizan los ciclos de aumento y disminución que gobiernan la vida ambos en el mundo externo y a la vez dentro del cuerpo una vez un reino particular y sus habitantes han entrado en el ser. Este ciclo es determinado y se mueve en base a la combinación de los elementos, así cuando los elementos son armoniosos hay aumento, cuando no lo son empieza la disminución de la armonía que culmina en la desintegración. El origen de los trigrams o parkha se enlaza con la antigua cultura Bon, la religión prebudista del Tíbet. Hoy día, los cálculos astrológicos basados en el parkha son práctica común en todas las nuevas escuelas de budismo tibetano, como gelug, sakya y kagyu, así como en la escuela de Nyingma. Modificando su terminología para satisfacer el marco budista de pensamiento e idioma, estas escuelas también adoptaron muchos rituales prebudistas de la cultura Bon -por ejemplo los rituales del gtos, el mdos, el yas y el glud así como el ritual del sang (durante el que se queman junípero y otras hierbas aromáticas para diferentes propósitos incluyendo la propiciación de deidades locales).

Muchos padres quieren conocer la expectativa de vida de sus hijos, ya que si es corta o tiene muchos obstáculos suelen realizar ceremonias religiosas llamadas *puyas*. En lo que se refiere al matrimonio, se valora la compatibilidad de la pareja, definiendo el mejor día de la semana para que la novia se traslade a la casa de su prometido o para saber qué día se ha de celebrar la boda. La mayoría de los tibetanos suelen consultar a un astrólogo cuando alguien se muere, con el fin de saber cuando llevar el finado a su entierro o cremación y para determinar el tipo de ceremonia que se ha de realizar con el fin de propiciar un buen renacimiento dentro de la Rueda de la vida y librar a la familia de malos augurios.

Las consultas al astrólogo se dan por múltiples razones, también un cambio de domicilio, abrir un negocio, entronizar a un lama, enviar a un hijo a un monasterio o rituales para ayudar a una persona enferma. Cualquier aportación del oráculo está hecha para que le resulte de utilidad y así se puedan tomar las medidas preventivas oportunas, realizando ceremonias o actuando en consonancia con lo predicho. Un horóscopo es como un mapa que permite leer el karma de una persona a través de su configuración astrológica. Un horóscopo se considera como un medio para el crecimiento personal, ya que a través de sus indicaciones una persona puede ser consciente del sufrimiento que puede experimentar, puede superar así sus limitaciones personales y generar potenciales para el beneficio propio y de otros.

- La carta natal detallada contiene numerosos temas como salud, educación, medios de sustento, familia y aspectos financieros. Ante la presencia de cualquier negatividad, prescribe antídotos a aplicar. Para que este cálculo sea útil, se requiere lugar, fecha y hora de nacimiento de la persona. Si alguien no conoce la hora de su nacimiento, puede solicitar una carta natal breve.

- Para la carta de compatibilidad marital, necesita los datos de nacimiento de cada uno. Aquí ve la estabilidad de la relación y estudia los aspectos compartidos en salud, riqueza y factores de suerte. Prescribe antídotos para los elementos debilitados, y si es necesario, elige la fecha propicia para la ceremonia.
- La predicción de un año se realiza en un año particular para estudiar la salud y otros aspectos mayores. Prescribe antídotos para afrontar alguna dificultad observada.
- La carta médica es aconsejada para los que sufren de problemas de salud prolongados. Se explican las causas y condiciones de las dolencias, su naturaleza o seriedad, y se prescriben plegarias y remedios requeridos, que acompañan la atención médica del paciente.
- La carta para los difuntos se prepara para que tenga un mejor renacimiento y para prevenir obstáculos para los deudos. Se necesita la fecha del fallecimiento, la fecha de nacimiento del difunto y de sus familiares. Se sugiere una fecha para el funeral, y los antídotos necesarios para aplicar.

El principal objetivo de la astrología tibetana es comprender el Cosmos, su funcionamiento, y saber cómo podemos beneficiarnos a partir de las fuerzas operantes en él. La interpretación de la carta astral tibetana proporciona información sobre el trabajo, las relaciones, la salud, es una guía indispensable para conocer nuestras vidas. Sus fundamentos se apoyan las leyes de la causalidad: el karma y los doce factores interdependientes, los dos mecanismos principales de la existencia relativa.

El astrólogo tibetano trata de brindar las herramientas que nos permiten aprovechar las circunstancias favorables así como los antídotos para remover obstáculos. También nos enseña los momentos más favorables de nuestra vida para beneficiar a la mayor cantidad posible de seres, brindando bienestar y felicidad.

Los tibetanos descubrieron la relación entre los cinco elementos exteriores (madera, fuego, tierra, agua y metal) y los cuatro aspectos interiores de la condición humana: Sok (fuerza vital), Lu (cuerpo físico), Wang-Thang (poder personal, finanzas) y Lung-Ta (buena suerte, éxito). Se cree que cada uno de estos aspectos ejerce una influencia muy fuerte en la vida cotidiana de cada persona. A partir de ahí, desarrollaron el sistema astrológico básico en base a los planetas y los doce animales, determinando las condiciones de cada año según sus combinaciones. Este sistema ancestral se transmitió de generación en generación, siendo especialmente popular entre las tribus nómadas, que lo empleaban para pronosticar los cambios de estaciones y aplicarlo así a sus cosechas.

Las doce imágenes simbólicas de la Rueda de la Vida tibetana, narran la historia del viaje progresivo del desarrollo humano según doctrinas budistas. Ellas muestran la evolución personal de una vida a la siguiente y proporcionan un modelo de desarrollo psicológico y espiritual para pasar de una etapa a la otra.

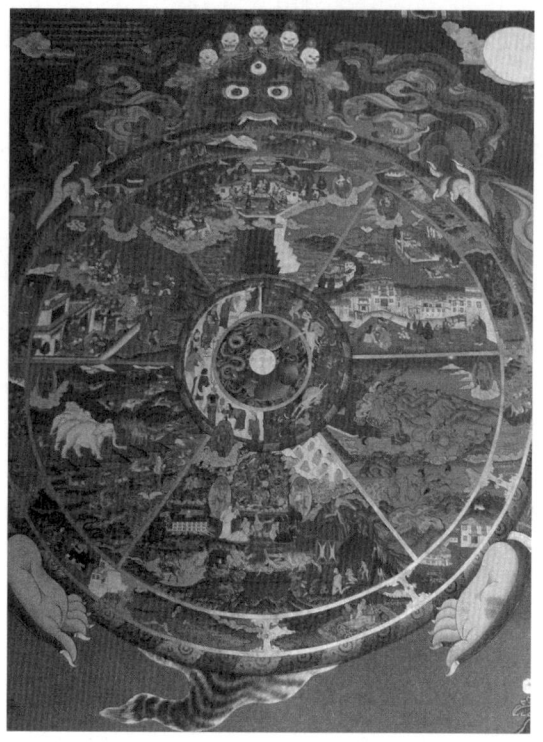

- **El ciego – El buey:** Ignorancia, la ceguera espiritual y la ignorancia en la que percibimos que todo lo que nos rodea está sujeto a cambios y que no podemos aferrarnos a las cosas y desviarnos de nuestros objetivos en la vida.
- **El alfarero – Liebre:** Propensiones kármicas, necesitamos aprender a crear nuevas formas en nuestra vida, efectuando cambios tanto en nuestra personalidad como en el entorno. Al mismo tiempo, debemos

desarrollar nuestras capacidades innatas y pulir nuestras habilidades para lograr los objetivos que perseguimos.

- **El mono juguetón – Mono:** Conciencia, nos enseña a liberarnos de los rígidos patrones que sólo nos conducen a la infelicidad y estancamiento. Pone de manifiesto la importancia de la libertad, la expresión y la actitud receptiva, incorporando la dicha del juego a nuestra vida cotidiana.
- **Dos personas en una barca – Perro:** Tenemos que desarrollar la capacidad para seguir avanzando hacia nuestros objetivos al margen de lo que suceda y al mismo tiempo debemos aprender a entablar y mantener amistades sólidas que nos ayuden a conseguirlo.
- **Seis casas vacías – Gallo:** Los Seis Sentidos que debemos activar. Para crecer y desarrollarnos debemos avanzar y desprendernos de lo que nos limita o nos estanca. Esto puede significar implicarnos en situaciones que otros han dejado atrás para seguir avanzando. Hay que recordar que lo que para una persona resulta restrictivo satisface por completo las necesidades de otra.
- **La pareja – Cerdo:** La pareja se funde en la dicha de la unión sexual y nos demuestra que la existencia en solitario carece de un componente crucial. Solos también podemos experimentar una inmensa felicidad, pero como seres humanos necesitamos el amor, la camaradería y la complicidad de otra persona. Todos nos convertimos en algo más cuando no estamos solos y amamos.
- **La flecha – Rata:** Nos advierte no aferrarse a las posesiones o las experiencias por comodidad, porque

los acontecimientos externos conspiran para arruinar nuestra felicidad y hundirnos en nuestra desdicha. Cuando nos obcecamos en evitar el cambio, el conflicto resultante conduce sin remedio al dolor. El crecimiento en esta etapa requiere de una gran dosis de valor, pero en este punto también aparece un estímulo que nos anima para seguir adelante.

- **La bebida – Caballo:** Ansia. En nuestra vida hay momentos agradables y felices a los que nos queremos aferrar y prolongar a toda costa. Otros sin embargo, desagradables o negativos que queremos que se marchen de nuestro lado. El aprendizaje consiste en no caer en la autocompasión y seguir avanzando buscando el apoyo de los demás.
- **La recolección de fruta – Serpiente:** Codicia, habla de los desafíos que debemos superar cuando necesitamos crecer. La fijación con un comportamiento determinado nos impide seguir creciendo, el egoísmo que nos lleva a aferrarnos a los placeres y las cosas materiales para darnos una seguridad superficial que nos hace estancarnos y obsesionarnos con las posesiones.
- **La mujer embarazada – Cabra:** Transformación, pone de manifiesto la necesidad de alimentar nuevas posibilidades para cambiar y crecer. El cambio no se produce de la noche a la mañana, sino que requiere de un tiempo de evolución, por lo que la imprudencia y la impaciencia ponen en peligro nuestro desarrollo como individuos.
- **El nacimiento – Dragón:** Nacimiento u origen, una nueva etapa en nuestro camino evolutivo. El niño sale de la protección del útero materno para enfrentarse

con la vida y comenzar su crecimiento. Así nosotros debemos aprender a caminar afrontando cada una de las posibilidades de esas etapas que vamos atravesando.

- **El cadáver – Tigre:** Vejez y muerte, indica que la vida consiste en ciclos, que nada es fijo e inmutable. Es un fenómeno natural. Aunque nos provoque temor, el crecimiento progresivo no es posible sin que la fase anterior se desvanezca por completo y regresamos una y otra vez al principio para iniciar nuestro aprendizaje por la vida.

3. La naturaleza básica del cuerpo

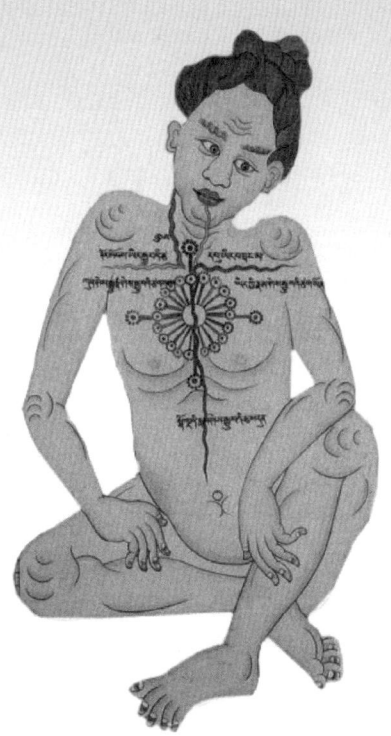

Los tres humores

La medicina tradicional tibetana contempla la teoría energética de los tres humores para realizar un diagnóstico y aplicar las terapias externas.

Las personas nacen influenciadas por tres humores o tres tipos de energías humorales: la energía de viento (lung), la energía de fuego (bilis) y la energía de agua (flema). El primero es de naturaleza neutra, a veces potencia lo caliente y otras potencian lo frío. La bilis, en cambio, es de naturaleza caliente y de acción rápida como el fuego. Y flema es de naturaleza fría y de acción lenta como el agua.

Cada humor es generado por una causa: lung es generado por el deseo, bilis por la cólera y flema por la estupidez. Los tres humores son generados por nuestra mente ignorante. Debido a la influencia de estos tres venenos (la ignorancia, el apego y el odio), realizamos acciones con el cuerpo, la palabra y la mente que impregnan nuestra conciencia mental. Cuando llega la muerte, esta conciencia mental junto con el viento sostenedor de vida, impregnada por estos tres venenos, abandona el cuerpo impulsada por el karma, viajando hasta la próxima vida. Cuando la mente está calmada, el viento se mueve tranquilo y en equilibrio, la sangre y la linfa se mueven de forma tranquila y así los órganos funcionan adecuadamente.

Los humores y sus componentes orgánicos son el comienzo, el medio y el final, los factores que nos liberan y restauran la armonía del cuerpo y la vida. Los humores serían una potencia básica con la capacidad de crear, mantener y destruir la vida. Los humores constituyen la base de la salud de cada persona.

Los elementos aire, fuego y agua son la base de estos tres humores. Al humor viento le corresponde el elemento aire, al humor bilis le corresponde el elemento fuego y al humor flema se le asigna el elemento agua.

Los textos médicos tibetanos destacan a propósito de los humores perturbadores como aquellos que trabajan en la destrucción del cuerpo.

El humor viento se caracteriza por poseer cinco aspectos diferentes:

- El viento que sostiene la vida.
- El viento ascendente.
- El viento que lo abarca todo.
- El que acompaña al fuego.
- Y, por último, el que expulsa hacia abajo.

Los desequilibrios de viento generalmente proceden de:

- Ingerir, en exceso, comida de sabor amargo y astringente.
- Abusar de comida de calidad ligera, áspera, fría y seca.
- En estados emocionales bajos.
- Por acumulación de falta de sueño, descanso o una alimentación irregular.
- Ante casos de pérdida de sangre, exceso de vómito, diarrea, o bloqueo al estornudar, o eliminar los residuos del cuerpo.
- Exposición larga a sitios fríos y ventosos.

El humor bilis también puede distinguirse por cinco aspectos o tipos distintos:

- La bilis que interviene en la digestión.
- La que transforma el color.
- La bilis que acomete.
- La bilis que actúa sobre la visión.
- La bilis que incrementa el brillo corporal.

Su origen más común está en:
- Ingerir, en exceso, comida picante.
- Abusar de comida caliente, de calidad aguda y aceitosa.
- Guardar estados emocionalmente alterados de enfado o ira.
- Dormir durante el día.
- Esfuerzos físicos elevados durante el día.
- Sufrir golpes o caídas.

Y la flema tiene también cinco aspectos o tipos distintos, que son:

- La flema sostenedora.
- La flema que amalgama.
- La flema que satisface.
- La flema que conecta.

Sus desequilibrios aparecen de forma habitual por:
- Ingerir, en exceso, comida dulce o amarga.
- Abusar de comida de calidad pesada, aceitosa, fría, o comida cruda.
- Excederse en comida y bebida.
- Permanecer en sitios fríos y húmedos.
- Acumular humedad y excesivo contacto con agua.
- No protegerse del frío y la humedad adecuadamente.
- Llevar una vida muy sedentaria.

La mente es el fondo, el pilar de la vida, el poder oculto, la esencia y la cobertura del cuerpo que provee la base para que el cuerpo exista. Los humores desarrollan el sistema del cuerpo y sus funciones, y son la base y la teoría de la medicina tibetana.

La energía de los tres humores surge de las energías de los cinco elementos: el elemento del viento produce el humor del viento; el elemento del fuego manifiesta la bilis y los elementos de la tierra y del agua producen el humor de la flema. Los humores gobiernan la fisiología, la anatomía y la morfología, regulan el funcionamiento del cuerpo, de sus órganos, del cerebro, de la circulación de la sangre… Los humores equilibrados dan la salud y la armonía positivas del cuerpo, fortalecen el sistema inmunitario y lo protegen. Por el contrario, la pérdida de equilibrio entre los humores causa desarmonía energética y desequilibrios físicos y mentales que pueden ser la causa de la aparición de distintas enfermedades.

La naturaleza del humor viento es:

- **Tosca:** Significa que es áspera, y se refiere a la lengua y a la piel o bien a la sensación de irritación en esta cuando roza una tela suave.
- **Liviana:** Se refiere a que es ligera, y por tanto que la enfermedad leve puede curarse mediante aplicaciones terapéuticas simples, como un masaje.
- **Móvil:** Tiene propensión a cambiar y a no permanecer estable en un mismo lugar. Por ejemplo la agitación mental, los cambios en la sintomatología, el carácter inestable del pulso.
- **Sutil:** Cualquier sensación externa puede producir un cambio repentino en nuestro organismo, un viento fresco, la sensación de humedad, etc.

- **Fría:** Se refiere a los escalofríos que puede sentir el organismo y a la necesidad de desear comidas y bebidas calientes en esa circunstancia.
- **Dura:** Entendida como la dificultad de madurar, inflamaciones que tardan en convertirse en pus, fiebres que no bajan fácilmente, etc.

Los tres humores son energías responsables del funcionamiento del sistema de las funciones biológicas en el cuerpo humano y, por tanto, son la manifestación de los cinco elementos puros.

La naturaleza de la enfermedad está relacionada con los cinco elementos y tienen cierta tendencia al desequilibrio porque están sujetos a la ley de causa y efecto, tienen una continua interconexión con el entorno y se condicionan por el estado de impermanencia.

Los tres humores se relacionan con los tres venenos o aflicciones mentales: el apego o deseo, la ira u odio y la ignorancia o confusión mental. El desequilibrio de tres humores pueden afectar a cualquier ser humano. Cuando los tres humores se hallan en sus respectivos lugares, significa que el cuerpo se halla en su estado de salud óptimo. Cualquier carencia puede manifestarse como un exceso, una carencia o una alteración de los tres humores.

Las características del humor bilis consisten en que es:

- **Caliente**, por tanto capaz de quemar el sistema corporal, como es el caso de cualquier malestar provocado por el calor.
- **Agudo:** Es el caso de una enfermedad que se convierte en algo peligroso para la salud por momentos.
- **Liviano:** Referido a lo ligero, a enfermedades que pueden remitir por momentos.

- **Maloliente:** Sí, se refiere al mal olor, lo que puede proceder del sudor, de los excrementos, de la orina, o bien de una enfermedad.
- **Purgartivo:** Hace referencia al vaciado intestinal, cuestión que sucede cuando se toma una dieta inapropiada.
- **Húmedo:** Significa «no seco», y remite directamente a las heces o las mucosidades.
- **Aceitoso:** Se habla de ello cuando la piel de una persona es demasiado grasa.

Las funciones generales del humor viento son el movimiento físico, la actividad intelectual y la respiración. Aportan fuerza física, ayudan en la asimilación de nutrientes y proporcionan a las facultades sensoriales la capacidad de percibir el sentido del equilibrio físico.

El humor bilis regula el consumo de alimentos y la digestión, pero es también el origen del hambre y la sed. Produce el calor corporal al tiempo que aumenta el conocimiento y la inteligencia.

El humor flema proporciona estabilidad mental y corporal, favorece el sueño y es el encargado de conectar las articulaciones y otorgar la fuerza necesaria para soportar el hambre, la sed o la rabia.

Al analizar los tres humores de la persona, el médico tibetano puede profundizar en el análisis del individuo, definiendo sus emociones y su actitud psicológica.

Las características del humor flema son:

- Es fría, refiriendo a la falta de calor corporal y a una serie de comportamientos cálidos.

- Es pesada, la respuesta a determinadas enfermedades es muy lenta.
- Es inerte, incapaz de penetrar en los pequeños poros de la piel, tornando más lenta la progresión de la enfermedad.
- Es aceitosa, por cuanto sucede muchas veces que la diarrea, el vómito y otras secreciones tienen cierto aspecto aceitoso.
- Es delicada, como una lengua suave, una piel lisa o una enfermedad leve.
- Es estable, no está sujeta a cambios, como un dolor agudo, una inflamación, etc.
- Es viscosa: la naturaleza de sus sustancias es pegajosa y adherente, como la diarrea, el vómito, la saliva o la mucosidad.

Nº	Viento	Chakras y partes del cuerpo	Emociones negativas
1	Viento que sostiene la vida	Chakra de la cabeza y la corona	Ignorancia
2	Viento ascendente	Chakra de la garganta	
3	Viento penetrante	Chakra del pecho y del corazón	Enfado
4	Viento similar al fuego	Abdomen y chakra del ombligo	Orgullo y avaricia
5	Viento descendente	Abdomen inferior y chakra secreto	Miedo y celos

El viento que sostiene la vida

El viento que sostiene la vida es un viento que reside en la cabeza (cerebro). Se manifiesta desde el canal central, desde la mente y gobierna la cabeza y todo el sistema cuerpo / mente. También llamado viento de vida, es la energía, el combustible vital almacenado en el canal medio. Se libera a través de las fosas nasales durante la respiración.

La respiración se compone de dos factores: la mayor parte de la respiración es el viento corporal (viento kármico, el propio del organismo) y el viento que sostiene la vida, más sutil, que se encuentra en una cantidad menor. Ambos salen del canal central.

La respiración, que contiene una pequeña cantidad del viento que sostiene la vida, también se divide en dos partes cuando llega a la raíz de la nariz. Una parte va al chakra de la corona (cerebro) y se quema ahí, convirtiéndose en la energía que apoya las conciencias y da la función de vida que sostiene el viento (cerebro). La segunda es la respiración que sale de la boca y las fosas nasales. Este uso continuo del recurso de la energía vital se va reduciendo día a día, como una vela que se está consumiendo lentamente.

Generalmente, la cantidad de energía vital en el canal central es la vida básica de la persona y su fuerza mental. Cada persona tiene una cantidad diferente de la energía del combustible vital y, según el budismo, esta cantidad está determinada por el karma de vidas anteriores. Por lo tanto, nadie más que uno mismo es responsable de la cantidad de vida que posee. Es difícil para la gente común prever la cantidad de esta energía.

El viento que sostiene la vida funciona en el cerebro, los órganos sensoriales, la boca, las fosas nasales y el esófago. Regula el sistema nervioso, la memoria del cerebro y da poder de pensamiento y fija la atención. Determina la aparición del sentido de «yo» y controla el sistema corporal y las funciones de los órganos. Ayuda en la deglución de alimentos, a respirar, a estornudar, a escupir, a vomitar, a eructar, etc. Es el encargado de sostener la vida. En resumen, gobierna toda la cabeza (cerebro) y el chakra de la corona (psíquico), y ordena todo el sistema del cuerpo. Regula el pilar del cuerpo o canal de energía central, y la función de respiración. Mantiene el cuerpo y la mente equilibrados y sostiene la mente y las funciones mentales.

Desde el punto de vista psicológico, manifiesta la «cerrada mentalidad» y la falta de conciencia (por función incompleta) que requiere que los seres humanos aprendan y se entrenen para desarrollarse.

Si las funciones del viento que sostiene la vida se distorsionan y se alteran por factores erróneos, uno puede perder la conciencia y el equilibrio, manifestar el vértigo, perder el control del cuerpo / mente, tener percepciones erróneas, confusión, escuchar determinados sonidos en la cabeza y los oídos, sensación de vacío y tener alucinaciones. Puede causar dificultad para respirar; dificultad de inhalación, problemas para tragar alimentos y bebidas, e incluso podría convertirse en la causa de la locura.

El viento ascendente

El viento ascendente reside en el pecho, los pulmones, la garganta, la laringe, la boca y la cavidad nasal y especialmente en las cuerdas vocales. Se mueve hacia arriba a la garganta y mueve la respiración a través de los pulmones, la tráquea y las fosas nasales. La energía que fluye hasta la cabeza a través de la garganta es una función extremadamente importante para el equilibrio del cuerpo / mente.

Funciona en la garganta, la laringe, la lengua y las zonas de la nariz, produce voz, mantiene la fuerza del cuerpo, aumenta la energía del cuerpo, limpia la piel y el cutis y genera interés en disciplinas como el arte y la música, y despeja el memoria y conciencia. Elimina excreciones como esputo, moco, etc., de la boca, nariz y otros órganos sensoriales, garganta, pulmones, corazón y pecho. En resumen, regula las áreas de la garganta y el cuello y produce los sonidos vocales. Psicológicamente, el viento ascendente manifiesta el apego, el deseo y la lujuria. También provoca ira y nerviosismo.

Este viento podría ser la causa de muchos trastornos de la parte superior del cuerpo como trastornos de la tiroides y pulmones, dolor de garganta, pérdida de voz, dificultades respiratorias, dolores de cabeza y dolor en el cuello y en el hombro. También aumenta la presión en los órganos sensoriales y en la cabeza, produce problemas de habla, pérdida de fuerza, parálisis facial y pérdida del conocimiento. El desequilibrio de este viento durante el desarrollo del feto podría manifestarse en varios trastornos de la columna vertebral o de la espondilolistesis, así como de la espalda, el cuello y las deformaciones torácicas. Los problemas psicológicos de la madre pueden influir en este viento que podría producir malformaciones fetales.

Viento penetrante

Reside en el corazón, pecho y hombros, brazos y manos, pero también penetra todo el cuerpo.

Es responsable de los movimientos del cuerpo, incluyendo el levantamiento de los brazos hacia arriba y hacia abajo, estiramiento y flexión. Regula los órganos y las funciones de buena parte del organismo, manteniendo el cuerpo en equilibrio y proporcionando una postura recta, etc. Sostiene la función del corazón, hace que la sangre y el viento circulen en todas las partes del cuerpo y distribuye la nutrición por el cuerpo. En resumen, regula todas las acciones físicas de todo el cuerpo, especialmente en el pecho.

Psicológicamente, este viento produce ira, odio y las emociones de la mente que surgen del corazón. Por lo tanto, de acuerdo con la medicina tibetana la bilis y la ira residen en el pecho.

La disfunción del viento penetrante se manifiesta en la pérdida de equilibrio, hipertensión, tensión en el pecho, miedo, ataques de pánico (vientos en el corazón), desmayos, pérdida del habla, trastornos cardiacos generales, locuacidad, deseo de vagar, dolores en las articulaciones, hombros y trastornos de la circulación sanguínea, palpitaciones cardíacas y trastornos del ritmo, y disfunciones en el habla que pueden empeorar la situación general, etc.

Viento similar al fuego

El viento como el fuego o el fuego que acompaña al viento reside en el estómago y los intestinos. Es el fuego de la bilis ventilado por el viento.

Es la potencia de fuego que ayuda a la bilis digestiva a digerir los alimentos. Realiza sus funciones en los sistemas digestivos generales y específicos. Asimila y absorbe la nutrición, madura los nutrientes y transporta las esencias alimentarias al hígado y al cuerpo. En resumen, gobierna la zona abdominal debajo del diafragma y por encima del ombligo.

Psicológicamente, este viento se manifiesta con los términos poder, egoísmo, orgullo y avaricia.

El mal funcionamiento de este viento provoca el estómago frío, falta de apetito, vómitos y alteración de la circulación sanguínea del estómago. También manifiesta todos los trastornos digestivos crónicos y agudos, especialmente en los órganos abdominales inferiores, incluyendo formación de gases, problemas gástricos, hernia de hiato, tensión en el corazón, dolor de espalda y pecho, irritaciones intestinales, estreñimiento, metabolismo bajo, mal absorción, etc.

Viento descendente

El viento descendente reside y funciona en la vejiga, los órganos reproductores, los muslos y especialmente en el colon. Gobierna la parte del cuerpo debajo del ombligo. Al funcionar hacia abajo, se llama el «viento descendente».

Regula las funciones de las actividades sexuales, controla la evacuación de las heces y la orina, así como el semen y la descarga de la menstruación. Regula la concepción, el desarrollo del feto, y así mantiene a las distintas generaciones.

Psicológicamente, este viento ayuda a manifestar celos, temores y preocupaciones que se deben a problemas de falta de espacio en el corazón.

El mal funcionamiento o perturbaciones de este viento se manifiesta en las articulaciones con un dolor progresivo, articulaciones sueltas o rígidas y duras. Produce trastornos abdominales inferiores tales como dolores lumbares y de espalda, estreñimiento, infertilidad, vejiga, problemas en la micción y trastornos de la eyaculación, trastornos menstruales, hemorroides, hernia intestinal, trastornos de la circulación sanguínea en el cuerpo inferior.

Psicológicamente, este viento manifiesta alegría y emociones agradables pero también se convierte en la base de desequilibrios psicológicos y trastornos del viento.

Los cuatro tantras

Yuthok escribió el texto definitivo del *Gyud Shi* y el *Yuhtok Nyingthik*, que son las enseñanzas para alcanzar la realización completa. El *Gyud Shi* se considera la base la medicina tradicional tibetana. Su título completo significa Los cuatro tantras orales secretos de las ocho ramas de la tradición médica. Se trata de una traducción reelaborada y ligeramente modificada de una texto sánscrito, el Tantra Amrta Astanga Guyopadesha, que parece haber sido escrito hacia el siglo V aC. El original sánscrito nunca ha sido encontrado y no se conocen referencias suyas en la tradición médica hindú. El Gyud Shi se divide en 156 capítulos que se agrupan en los siguientes cuatro apartados:

- **Tratado raíz:** Consta de seis capítulos y contiene un muestrario de los ocho principales grupos de enfermedades que constituyen las ocho principales ramas de su saber médico.
  - ❖ Las enfermedades corporales.
  - ❖ Las enfermedades de la infancia.
  - ❖ Las enfermedades de la mujer o ginecológicas.
  - ❖ Las enfermedades producidas por los espíritus. Estas alteraciones entrarían a formar parte de lo que se conoce como psiquiatría.
  - ❖ Las heridas o enfermedades de los hombres.
  - ❖ Las enfermedades por envenenamiento, es decir, la toxicología.
  - ❖ Las enfermedades de los ancianos, esto es, la geriatría y la gerontología.
  - ❖ La infertilidad.

- **Tratado aclaratorio:** Sus 31 capítulos abordan la clínica, el diagnóstico y el tratamiento, así como otros aspectos básicos, que incluyen la embriología, la anatomía o la fisiología. En este apartado se ponen las bases teóricas del cuerpo médico tibetano.
- **Tratado de instrucción:** Consta de 92 capítulos y en ellos se describe, de forma detallada, la clínica de cada una de las enfermedades conocidas por la cultura tibetana.
- **Tratado final:** Son 25 capítulos que explican los principales métodos tibetanos como la entrevista clínica, el examen del pulso o el examen de orina. También se

abordan los principales sistemas de tratamiento: dieta, comportamiento, fitoterapia y moxibustión.

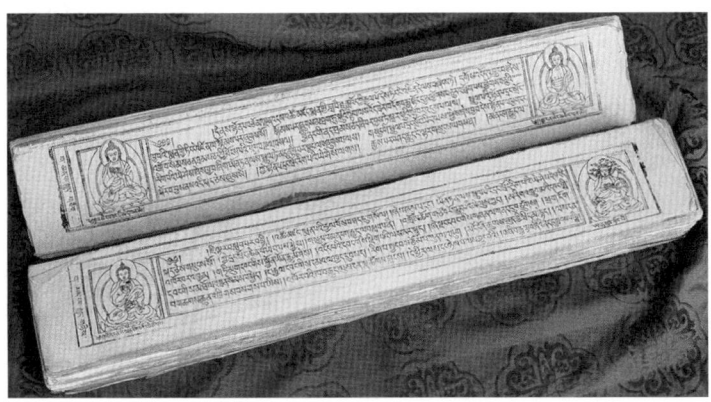

La palabra tantra significa «linaje ininterrumpido», es decir, la transmisión de la enseñanza de forma ininterrumpida desde un ser Iluminado hasta nuestros días. Lo que significa que las enseñanzas proceden del estudio y práctica de una enseñanza tántrica, fundamentada en la compasión y la motivación como herramientas para ayudar a todos los seres vivos y equilibrar los tres aspectos de una persona: cuerpo, energía y mente.

El contenido de Los cuatro tantras están redactados como diálogo entre las dos emanaciones del buda de la medicina: una emanación es la del maestro de la curación que explica las enseñanzas esenciales de esta ciencia y la otra es la esencia de todas las enseñanzas que surgen del chakra del corazón.

Este sistema médico está muy ligado al budismo tibetano, que sostiene que la ignorancia y la codicia, aunque queden eliminados del fluir de la mente, eso no acaba de suceder. El análisis del cuerpo es el fundamento de la cosmología y la filosofía budista.

En todas las culturas o sistemas médicos existen métodos para curar las enfermedades y los problemas de salud. También la ciencia médica tibetana tiene muchas formas diferentes para ayudar, tales como las diferentes terapias externas, la dieta, las técnicas de comportamiento, el masaje, etc. Todos ellos pueden ayudar en los problemas relacionados con la energía lung, que se halla en relación con los problemas derivados de los desequilibrios psicológicos.

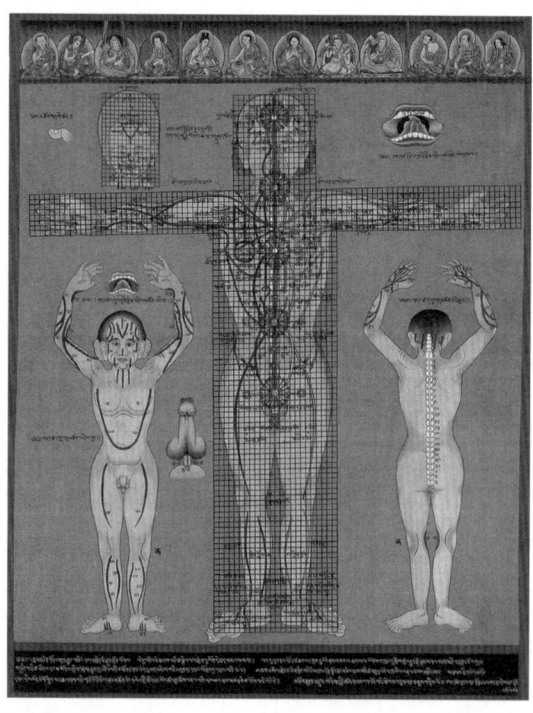

La energía lung

El cuerpo sutil está integrado por tres aspectos que están interrelacionados. El primero consiste en lo que en tibetano se llama *tsa* (*nadi* en sánscrito), que suele traducirse como canales. Están muy relacionados con la red de nervios que se extiende por todo el cuerpo, pero no son lo mismo. Estos canales son los caminos que permiten que circulen las chispas vitales (*tigles* en tibetano, *bindus* en sánscrito), que pueden compararse con los neurotransmisores, los mensajeros químicos que influyen en nuestro estado físico, mental y emocional. Los *tigles* circulan dentro de los canales gracias a la energía sutil o viento interno, conocido como *lung* en tibetano (*prana* en sánscrito).

En todo lo que hacemos, sea durante la meditación o en cualquier situación, se puede intensificar el *lung*. Puede ocurrir cuando nos sentimos sobrecargados y estresados o cuando nuestras emociones son muy fuertes, incluso abrumadoras. Cualquier práctica que hacemos impulsados por el deseo de ser productivos o tener éxito, con la correspondiente falta de relajación y de ligereza, aumenta esta intensidad y crea inquietud. Se trata de la actitud de una práctica forzada, impulsada, orientada hacia una meta. Por poner un ejemplo, el deseo de recitar deprisa 100.000 mantras en unos días podría causar lo que llamamos *lung*, un trastorno en la energía, porque se somete el cuerpo de forma antinatural a demasiada presión.

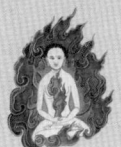

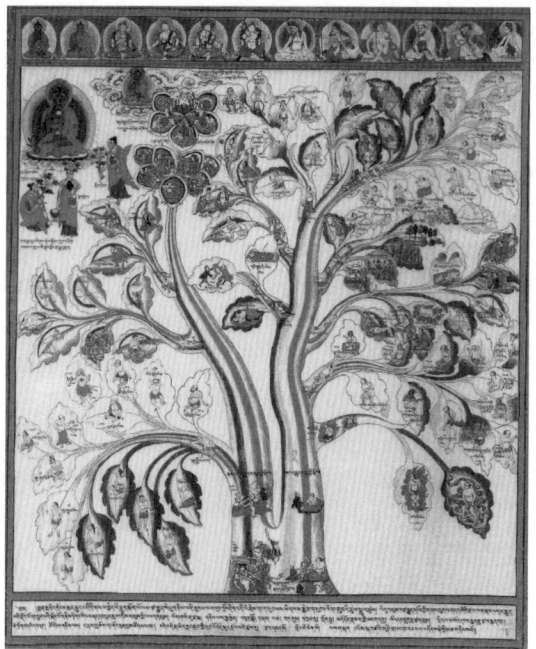

Raíz, tronco y hojas

La base de la medicina tibetana, como hemos visto, se expresa a través de Los cuatro tantras pero también puede ser expresado a través de otra curiosa metáfora: el título principal correspondería con la raíz del árbol, los distintos capítulos se corresponden con el tronco del mismo y las ramas y las hojas representarían el concepto clave.

El primer árbol se llama «La salud y la enfermedad» y consta de dos troncos: uno es la salud y el equilibrio mientras que el otro sería la enfermedad o el desequilibrio. En este primer tronco los aspectos como el cuerpo, la energía y la mente se hallan perfectamente equilibrados. Si se logra mantener el equilibrio físico, energético y mental, es sinónimo de una vida larga, estable emocional y mentalmente. En el tronco se este equilibrio fisiológico se pueden reconocer tres aspectos importantes:

- Una primera rama que representa el equilibrio energético.
- Una segunda rama que significa el equilibrio físico y que se relaciona con siete constituyentes físicos. Nuestro cuerpo depende fundamentalmente de la alimentación, y sobre cómo interactúa con el mundo externo a través del proceso metabólico, permitiendo la creación y constitución de dichos elementos.
- Una tercera rama que representa las tres excreciones.

El equilibrio procedería de la interacción de los tres humores que tienen un papel importante tanto en el diagnóstico como en el tratamiento. Los siete constituyentes se generan a partir de los alimentos y las sustancias nutritivas. Cuando se genera una sustancia pura o esencial, será aprovechada por el organismo, pero cuando se trate de algo impuro o residual, será excretado por el mismo. Las tres excreciones principales del organismo son el sudor, la orina y las heces, que se expulsan en una clara interdependencia con el medio ambiente.

Cuando se goza de buena salud, la mente pura sabe aceptar y comprender la realidad evitando generar aversión, tensión y conflicto con el prójimo. Al estar satisfecha, no se ve condicionada por la búsqueda constante de poseer más cosas. La mente que ha experimentado la felicidad contempla la realidad después de de haber comprendido su verdadera naturaleza intrínseca y goza así de una situación única.

El desequilibrio, simbolizado por ese segundo tronco del árbol, se puede manifestar por exceso, carencia o desorden. De manera que el médico tibetano debe esforzarse por analizar siempre sus causas. Estas pueden proceder de cuestiones físicas o mentales. Las causas primarias vienen asociadas a los llamados venenos mentales, como son el apego o deseo, la ira o aversión y la ignorancia o confusión mental. En cualquier caso deben saber tratarse con sabiduría. Por regla general los desequilibrios surgen de la mente, aunque también pueden ser causa de la alimentación.

También existen varias causas secundarias: las estaciones o el clima es la primera de ellas. El organismo se halla más dispuesto a un resfriado durante el invierno, a una alergia en primavera o a un desequilibrio en la tensión arterial en verano. De ahí que las estaciones y el clima puedan ser causa directa de la enfermedad. Otra de las causas está producida por efectos como la contaminación, los virus y las bacterias y que surgen como reacción a un comportamiento determinado por los seres humanos. La dieta y el estilo de vida también pueden producir un debilitamiento del equilibrio psicofísico del individuo, que lo conducirá a una situación alterada o a una enfermedad.

En el segundo árbol también se describen los métodos de diagnóstico de la medicina tradicional tibetana. El tronco se divide en dos ramas: en la primera se observa el cuerpo y los órganos de los sentidos, ejemplificado en la observación de la lengua. En la segunda se describe la observación de la orina. Ello es así porque se afirma que el agua y los fluidos corporales recorren todo el cuerpo. En el segundo tronco se observa la lectura del pulso, ya que la circulación sanguínea recoge información acerca del estado de equilibrio o desequilibrio del cuerpo. Al observar sus signos, se obtiene una información muy importante sobre el estado de los órganos internos. Y ello lo realiza el terapeuta mediante la técnica de digitopresión.

El tercer árbol describe los métodos de tratamiento que emplea el médico para restablecer la condición de equilibrio en el paciente. Aquí, la medicina tibetana habla de cuatro troncos que se dividen y que son: la dieta, el estilo de vida, las medicinas y las terapias externas. A través de una dieta correcta se puede restablecer el equilibrio perdido, se recomienda una ingesta diaria de alimentos y bebidas, priorizando aquellos nutrientes que pueden reforzar el organismo. Por eso es importante conocer la tipología del paciente para asignarle una dieta específica. El estilo de vida se refiere al ejercicio que se pueda realizar diariamente, también a las horas de sueño o a la actividad laboral que se desarrolla. Las medicinas sería el tercero de los troncos de este árbol y hace referencias al uso de hierbas y plantas medicinales. De todas maneras, la medicina tibetana sostiene que todo puede ser facultativo de curar a una persona si se emplea correctamente. El último de los troncos habla de las terapias externas no agresivas, como la moxibustión, la aplicación de aceite caliente, los masajes, la hidroterapia, las ventosas, la balneoterapia, etc.

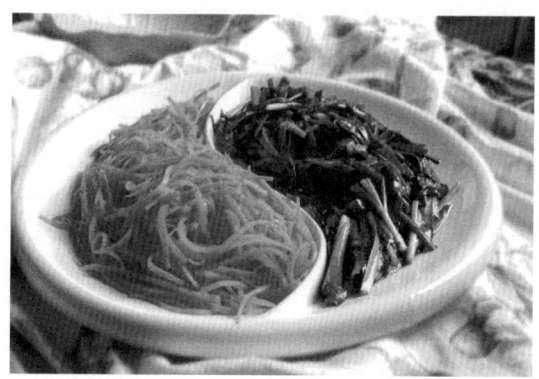

Los componentes orgánicos

El cuerpo humano lo forman siete componentes orgánicos según la medicina tradicional tibetana:

- **Los nutrientes o quilo:** ayudan al crecimiento de los otros constituyentes corporales y son la fuente de la producción de sangre.
- **La sangre:** produce las partes húmedas y líquidas de todo el organismo, nutre la fuerza de la vida y hace posible el desarrollo del vigor físico.
- **La carne:** es la encargada de cubrir el cuerpo externamente y la base fundamental de los órganos sólidos y huecos.

- **La grasa:** confiere una cualidad aceitosa a la mayor parte del cuerpo.
- **Los huesos:** sostienen el cuerpo, mantienen su forma y protegen a los órganos de los sentidos.
- **La médula:** favorece el crecimiento de la esencia del cuerpo y de la esencia vital.
- **Los fluidos reproductivos o esencias vitales:** promueven el brillo y la salud del cuerpo y asegura la fertilidad.

Nuestro cuerpo es el resultado de la conjunción de los humores y los componentes orgánicos. La relación entre ellos es tan estrecha que el cuerpo continúa viviendo gracias a su apoyo, dependencia y estimulación mutuos.

Los humores surgirían en la formación inicial del cuerpo humano, manifestándose de distintas maneras y apareciendo bajo el aspecto de las tres emociones del apego, la ira y la ignorancia. De estas emociones nacerán los humores del viento, la bilis y la flema, mientras que del esperma del padre y del óvulo de la madre aparece la vida en el útero, donde los humores comienzan a existir.

4. El tratamiento de las enfermedades

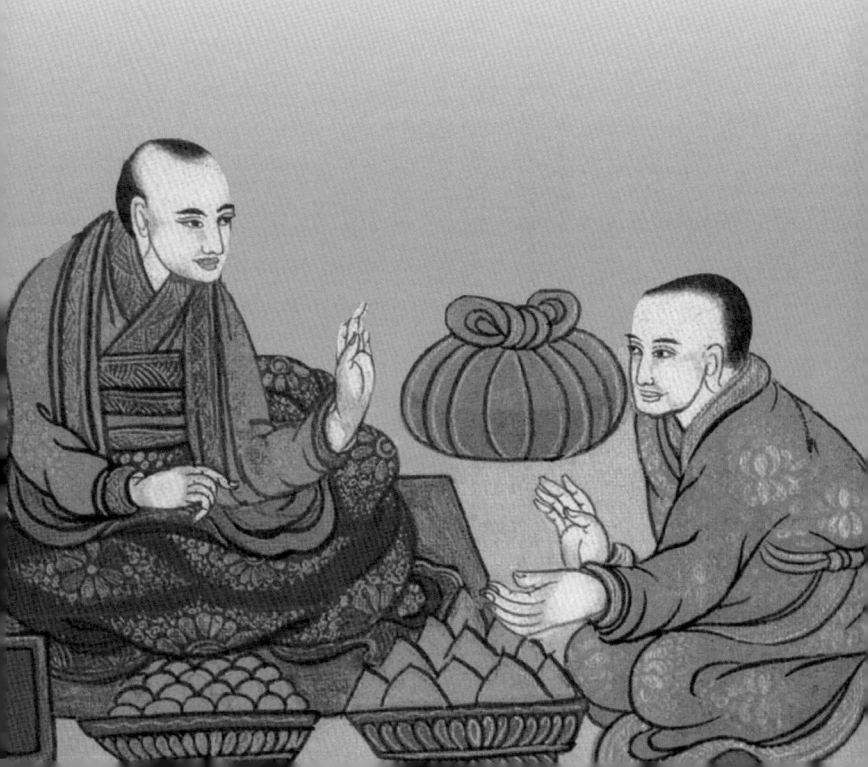

Una vez que el médico ha revisado todas las variables, puede llegar al diagnóstico. Es entonces cuando se proporciona el tratamiento. Dicho tratamiento involucra regular la dieta, regular la conducta y tomar el medicamento; sin embargo, existen otras formas de tratar las diferentes condiciones y estas incluyen la acupuntura y la moxibustión, que consiste en quemar ciertas partes del cuerpo.

Rutina clínica

En la rutina clínica, el tratamiento más habitual consiste en reforzar la dieta y hacer recomendaciones sobre el comportamiento vital. Este primer nivel de tratamiento sirve de base a una segunda línea de tratamiento, que es la medicación.

La medicación oral se refuerza mediante terapias tales como masajes, friegas, purgantes, enemas suaves, inhaladores nasales y baños.

La terapia externa tiene como base el cuadro patológico y se divide en terapia mayor y menor. De la primera forma parte la acupuntura, la moxibustión y las sangrías reforzadas con cirugía. La menor consiste en masajes e hidroterapia.

La farmacología tibetana establece ocho tipos de ingredientes como medicamentos: metales preciosos, tierras, rocas, árboles, resinas, hierbas, animales, sopas y jugos. Estos ingredientes son los antagónicos a aquellos otros que originan el desequilibrio del humor en cuestión.

También los sabores juegan un papel importante. Existen seis sabores fundamentales, que son: dulce, salado, amargo, ácido, caliente y astringente, que se relacionan con las cinco energías. El dulce está constituido por agua y tierra, el amargo por fuego y tierra, el salado por viento y tierra, el ácido por viento y fuego, el caliente o picante por fuego y agua, y el astringente por agua y viento. La potencia de un fármaco se determina considerando los siguientes parámetros: pesado, oleoso, frío, romo, ligero, áspero, caliente y afilado.

En el sistema médico tibetano los remedios están compuestos de hierbas, que se combinan con minerales, gemas y piedras preciosas, así como sustancias de origen animal. Se pueden presentar en forma de píldoras, incienso, aceites médicos, etc., y acompañarlo de mantras.

Los sabores

- **Sabor salado:** Compuesto por agua y fuego, así sus cualidades más resaltantes son la humedad y la calidez. Llega a ser pesado pero no tanto como el sabor dulce. Es estable pero tampoco tanto como el sabor agrio. Es un muy buena fuente para tonificar tejidos del cuerpo, aumenta la flexibilidad y la agilidad de los mismos, de ahí que se recomienda en atletas, yoguis y ancianos. Beneficia también a personas con ansiedad, ya que tiene un efecto único sobre el sistema nervioso. El exceso de sabor salado debilita a los riñones, causa hipertensión, y aumenta la retención de agua y formación de edemas. Está presente en condimentos (sal, vinagre, mostaza, mayonesa, salsa de tomate), mariscos y algas marinas.

- **Sabor agrio o ácido:** Está compuesto de fuego y tierra. Algunas de sus cualidades lo hacen pesado, caliente, húmedo y estable. Ejemplos naturales de sabor agrio son la fruta acida/agria y los alimentos fermentados como el yogur.
- **Sabor picante:** Compuesto por fuego y aire. Entre sus cualidades resaltan la sequedad, ligereza, movilidad y el calor. El sabor picante es el más caliente de todos los sabores y en consecuencia ayuda a aumentar el agni (fuego responsable de la digestión), en consecuencia es altamente recomendado para personas con mala digestión y metabolismo lento. Demasiado sabor picante en la comida, crea sequedad en la piel y en las membranas mucosas, incrementa la intensidad, la pasión y la ira. Fuentes de sabor picante son: especies calientes (pimienta negra, pimienta de cayena, cúrcuma, canela, clavo de olor, nuez moscada, ajo, anís), jengibre, ajíes y chilis.
- **Sabor dulce:** Compuesto de tierra y agua lo que lo convierte en el sabor más pesado y húmedo de todos. Los alimentos de sabor dulce se encuentran en los cereales, los lácteos no fermentados y en las almendras.
- **Sabor astringente:** Compuesto por tierra y aire. Demasiado sabor astringente causa sequedad, gas, estreñimiento y daña al colon. Muy poco de él causa desequilibrio en el sudor, menstruación y mucosidad

excesiva. Fuentes de sabor astringente las encontramos en los frijoles, las legumbres, los arándanos y otros frutos rojos.
- **Sabor amargo:** Compuesto por elementos de aire y éter. Sus cualidades principales se relacionan con la ligereza, la sequedad, la movilidad y frialdad. Grandes cantidades en la dieta producen pérdida de peso y secan los tejidos. Al ser un sabor frío, reduce el agni, sin embargo, pequeñas cantidades diarias lo aumentan. Su ligereza aporta movilidad, agilidad y vivacidad. Fuentes de sabor amargo son: verduras de hoja verde y hierbas como el diente de león y el hinojo.

Las enfermedades más comunes

El método de sanación tibetano es personalizado, con lo que se evitan los modelos estándar que no suelen producir las mismas consecuencias en distintas personas.

- **Artritis y artrosis:** Según la medicina tibetana, se deben a varias causas, entre las que se encuentran el vivir en sitios húmedos, las sobrecargas de pesos o malas posturas que debilitan los ligamentos y los tendones y una dieta inadecuada (alimentos fuertes, ácidos calientes y agrios como el vinagre, la cerveza, el vino, o alimentos dulces que intoxican los fluidos de las articulaciones a través del torrente sanguíneo). Lo que hace que todo ello se refleje en la musculatura y el sistema locomotor.
- **Problemas de la piel:** Se clasifican según las estaciones. Los que salen en primavera se relacionan con el hígado, en verano tienen que ver con el sistema san-

guíneo. Los sarpullidos que salen en otoño, con el sistema pulmonar, y en invierno, con el renal. El remedio es efectivo cuando se refuerza el sistema sanguíneo y el órgano correspondiente a la estación. Se complementa con una dieta que no altere el sistema circulatorio ni los órganos mencionados.

- **Alergias:** Las alergias al sol se deben a que la sangre ha perdido resistencia por químicos, bebidas alcohólicas, alimentos curados y otros contaminantes. Hay que fortalecer y depurar el hígado y los riñones y, a la vez, reforzar el sistema sanguíneo general y la energía vital y térmica.
- **Taquicardias:** Aparecen por fármacos químicos o por disgustos o emociones fuertes. El remedio debe estabilizar el sistema sanguíneo. Hay que evitar los alimentos fríos ya que desequilibran el sistema cardiaco y su interconexión con arterias y venas.
- **Problemas oculares:** Se relacionan con la función del hígado y el sistema sanguíneo de defensa ocular, aunque a veces la vista se daña por agentes externos (luces potentes). Los alimentos influyen de una manera indirecta, los nutrientes pasan por el estómago e hígado; si no trabajan correctamente, el aporte es deficiente.
- **Traumas, ansiedad y otros «males del espíritu»:** Los traumas psíquicos y anímicos se averiguan a través del pulso. Y es que estos golpes dejan una huella que se refleja en el ritmo del pulso y en la orina. Las patologías debidas a traumas se desarrollan por la pérdida de fuerza de vitalidad psíquica: miedos, disgusto o contratiempos fuertes absorben o restan fuerza a la resistencia psíquica y emocional.

También puede tratarse de la baja autoestima, que surge por el debilitamiento del sistema combativo. La autoestima depende del estado del hígado y del corazón, por lo que hay que tratarlos para reequilibrarlos. En lo que influye la alimentación, se recomienda evitar alimentos fritos, en conserva, curados, grasientos, industrializados o precocinados. La ansiedad es otro mal del espíritu que repercute en el estado físico. Se debe a querer hacer más de lo que se puede, o no tener suficiente descanso mental y físico, o a repetidas discusiones fuertes. Se quema la energía tranquilizante, sobrecalentando la presión energética. Los remedios deben restaurar la velocidad del mecanismo energético mediante relajación física y psíquica.

Para la medicina tibetana hay 13 impulsos naturales del cuerpo en el caso de los hombres y 12 en el caso de las mujeres a los que son necesario prestar atención, ya que, en caso contrario, pueden producir reacciones adversas en el organismo que pueden dar lugar a desórdenes importantes.

Por ejemplo, suprimir la sensación de hambre mediante el ayuno o evitando saciarse cuando se tiene hambre puede dar lugar a mareos o a enfermedades como la bulimia o la anorexia.

Al suprimir la sensación de sed trae consigo sequedad en la boca, mareos, desmayos o problemas de corazón.

Cuando se suprime el vómito se producen náuseas, anemia, picores, urticaria, problemas de piel y ojos, tos y fiebre.

Al contener los estornudos se producen problemas de atención, dolores de cabeza, tortícolis o parálisis facial.

No debe suprimirse la necesidad de tomar aire, ya que su contención puede acarrear desmayos o problemas de corazón.

Las personas que no duermen lo suficiente, y por tanto no descansan lo necesario, pueden padecer bostezos, dolores de cabeza, sensación de hormigueo, cansancio en la vista y problemas de digestión.

Cuando se fuerza no toser se puede provocar la aparición de disnea, problemas de corazón y episodios de anorexia.

Al suprimir el llanto se suelen inducir problemas de corazón, de cabeza, se genera frío en el cuerpo o mareos.

La contención del aire o de gases genera movimientos internos que pueden dar lugar a problemas digestivos, problemas en la vista o en el corazón.

Al no evacuar las heces se crean problemas de corazón, dolor en las piernas o acumulación de frío.

Si se inhibe la capacidad de orinar se pueden formar piedras en los riñones, dolores de vejiga o en la región genital.

Y si se contiene la eyaculación se pueden dar problemas en la retención de la orina, cálculos renales e impotencia.

La acupuntura tibetana

Se trata de un antiguo sistema de curación a través de los distintos puntos de presión con el fin de equilibrar el cuerpo. Estos puntos de presión se encuentran en los cuatro mapas principales del cuerpo: en los pies, las manos, la cabeza y los hombros, y se relacionan con todo los sistemas del cuerpo y los órganos internos, así como las líneas de los meridianos.

El terapeuta aplica la presión con los dedos sobre los puntos de acupuntura con el fin de lograr un efecto reparador sobre el cuerpo, así como un aumento de la energía y una mayor relajación. En este caso, la concentración, la respiración y la intención del practicante son dinámicas adicionales que contribuyen a la vitalidad general del paciente.

Los pastores tibetanos solían llevar sus rebaños a través de las altas montañas, buscando siempre los pastos más frescos para sus ganados. Con el habitual problema de que el paso de una estación a otra comportaba diferentes enfermedades y lesiones de todo tipo. Estas tribus seguían distintas técnicas para sanar a sus miembros: la concentración meditativa, la estimulación de puntos reflejos, el empleo de hierbas locales, etc. Cuando los maestros de la India llevaron el budismo a la zona del Tíbet, trajeron nuevos conocimientos médicos también. Así, mezclaron la práctica del ayurveda indio con la medicina tradicional tibetana.

La acupuntura tibetana actúa sobre los puntos de presión, accediendo así a las energías correctivas naturales del cuerpo con el fin de equilibrarlo. El terapeuta trata de conectar el cuerpo y la respiración de la persona a la que está tratando. El cuerpo responde a la estimulación gracias a dicho reflejo puntual, y las ondas de energía fluyen a través de todo el cuerpo.

El receptor de dicha terapia se coloca vestido en posición sentado en una silla. El terapeuta accede a los puntos reflejos usando la punta del dedo índice y pulgar, añadiendo un giro de la muñeca para profundizar el contacto. Los puntos reflejos solo requieren un toque rápido, profundo y penetrante. En la aplicación del sistema también intervienen la atención constante y la respiración.

Los beneficios de la acupuntura tibetana son varios, especialmente en los siguientes casos:

- Dolor crónico.
- Insomnio.
- Depresión y ansiedad.
- Angustia mental y emocional.
- Tensión de espalda y hombros.
- Síndrome premenstrual y síntomas de la menopausia.
- Trastornos digestivos, incluyendo el reflujo, ardor de estómago y estreñimiento.
- Alergias ambientales.
- Dolor de espalda incluyendo la ciática.
- Dolores de cabeza, migrañas.
- Cáncer, apoyando la respuesta inmune y reducir el dolor localizado.

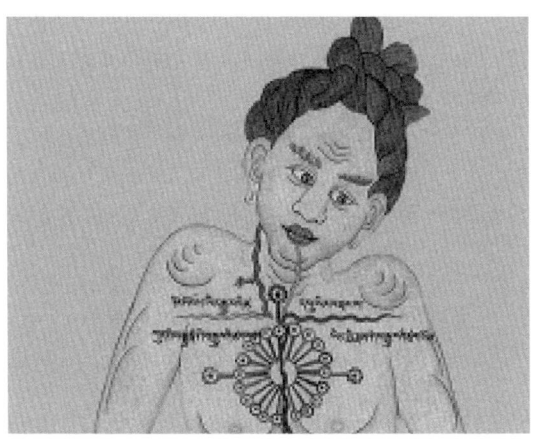

En la tradición oriental el organismo es un ser en el que se acumulan y fluyen las distintas energías. Los canales energéticos utilizados en la medicina tradicional china sirven como base para definir los puntos de acupuntura de esta técnica milenaria. A través del sistema circulatorio, nervioso, linfático y venos, fluye la energía del cuerpo. Pero existe otro tipo de energía, la sutil, que circula por unos canales energéticos distintos.

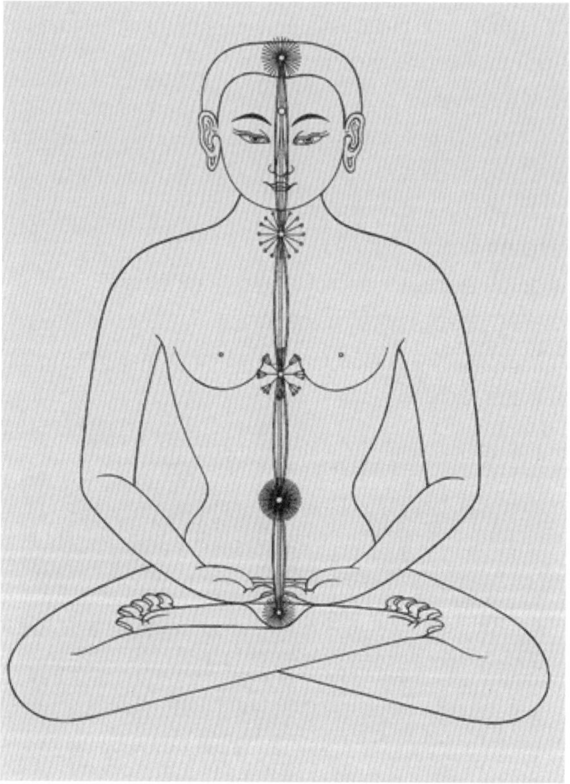

Los tibetanos centran su atención en esos centros energéticos de distribución de la energía sutil a los que denomina chakras, o sea, ruedas en sánscrito. Estos centros se localizan en la coronilla, la garganta, el corazón, el ombligo y los genitales. De cada uno de estos chakras surgen distintos canales energéticos que se van ramificando como si de las ramas de un árbol se tratase.

Los chakras se conectan a un canal central y a dos canales que discurren de manera paralela y que se enrollan a este canal central. La energía que circula por este sistema energético es la energía sutil, que alimenta nuestra mente y nuestra consciencia. La energía del canal derecho es la masculina, y depende del sol, mientras que la del canal izquierdo es la femenina y depende de la luna.

Las técnicas de sanación tienen como base la visualización de los chakras, liberándolos para que pueda fluir la energía sutil y fluya a través de los canales.

Tanto de la salud como de la enfermedad dependen los más de 72.000 meridianos o canales que existen en todo el cuerpo, en los que fluyen la sangre y el viento que transportan los tres humores. Cuando se forman bloqueos y alteraciones en los meridianos, los humores dejan de fluir de forma equilibrada y aparece la enfermedad.

En los tratados médicos tibetanos se destacan tres canales o Tsa principales:

- **Canal central o Uma**, es azul y está conectado con el elemento espacio y con el Universo. La base de este canal está ubicada en el chakra sexual y asciende recto hasta la coronilla.
- **Canal derecho o Roma**, es rojo y simboliza el Método, lo masculino, el elemento fuego, el sol, las emociones

negativas que ayudan a evolucionar y a darnos fuerza evolutiva.

- **Canal izquierdo o Kyangma**, es blanco, simboliza la Sabiduría y la paz lo femenino, el elemento agua, la luna, las emociones positivas.
- **Los dos canales laterales, Roma y Kyangma** están conectados con Uma, en la parte inferior del chakra sexual y ascienden hasta las fosas nasales.
- A diferencia de la tradición hindú, que trabaja con siete chakras, la medicina tibetana reconoce cinco chakras principales, además de otros tantos que son articulares, cutáneos, etc.
- **Chakra corona:** Se sitúa en la cabeza concretamente en la coronilla, es el más elevado, se relaciona con el placer místico; de él surgen 32 ramificaciones.
- **Chakra de la garganta:** Se sitúa en la garganta se relaciona con el habla, experiencia de los sentidos y el gusto de los alimentos, de él surgen 16 ramificaciones.
- **Chakra del corazón:** Se sitúa a la altura del corazón, une la conciencia con la mente y dota las emociones, de él surgen 8 ramificaciones y conecta con los órganos principales.
- **Chakra del ombligo:** Se sitúa debajo del ombligo, se relaciona con el sistema digestivo y los órganos asociados; tiene 64 ramificaciones.
- **Chakra sexual:** Se sitúa en la zona pélvica y zona genital se relaciona con el aparato reproductor y secretor; de él surgen 64 ramificaciones.

Moxibustión

La moxibustión es una terapia alternativa que consiste en la quema de hierbas (hierbas de artemisa o de ajenjo) y aplicar el calor en puntos de acupuntura específicos del cuerpo.

Se trata de una técnica que se utiliza en la medicina tradicional china y en la medicina tibetana que se administra normalmente junto con la acupuntura.

Según los profesionales, el calor generado durante la moxibustión ayuda a aumentar el flujo de energía vital (el Chi) por todo el cuerpo a través de determinadas vías (los famosos meridianos). Estimular el flujo de Chi se considera esencial para lograr la salud y el bienestar.

La moxibustión puede ayudar a tratar los siguientes problemas de salud:

- Artritis.
- Dolor de espalda.
- Dolores de cabeza.
- Migrañas.
- Rigidez muscular.
- Calambres menstruales.
- Problemas digestivos.

Hay dos tipos principales de moxibustión: directa e indirecta. La técnica más utilizada hoy en día, la moxibustión indirecta, se debe a la quema de la moxa a cierta distancia de la piel, o en la cima de una aguja de acupuntura que se ha dejado en su lugar. La forma indirecta en Occidente no es usada ya que puede producir quemaduras o úlceras.

Las hojas secas de la artemisa, al quemarlas y aplicar su calor sobre la piel, se combaten determinadas dolencias. Este curioso método viene siendo utilizado por el hombre desde tiempos remotos, en todas las culturas conocidas.

Hay quien sostiene, no obstante, que la cultura de la moxibustión nació en el norte de China, donde por culpa de las bajas temperaturas predominaban las patologías relacionadas con la mala climatología. De ahí se extendió al Japón y a la zona del Tíbet, casi siempre para tratar dolencias relacionadas con factores ambientales.

La moxibustión utiliza la misma red de circulación energética que la acupuntura, los mismos meridianos. Sin embargo, no se trata de una terapia alternativa a la acupuntura, sino una técnica complementaria a esta, muy útil en los casos en los que el Chi se haya estancado y no circule adecuadamente.

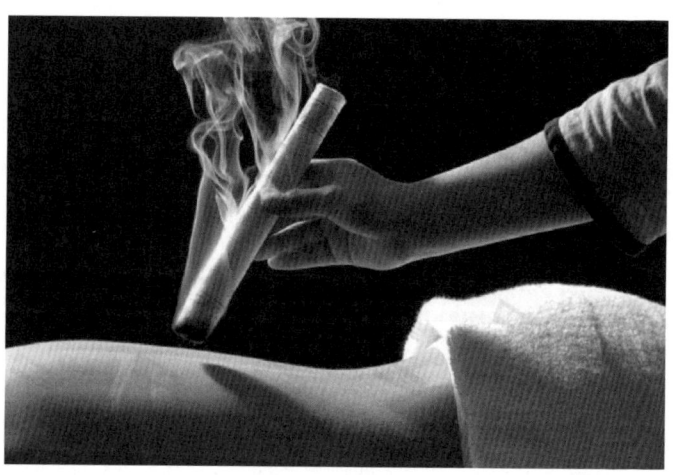

La artemisa

La artemisa, *Artemisia vulgaris*, también conocida como Hierba de San Juan, es una planta vivaz originaria de Europa y Asia perteneciente a la familia de las *Asteraceae* que puede llegar a alcanzar los dos metros de altura. Está considerada como una de las primeras que fueron usadas por el hombre. En la medicina popular tradicional se usan las flores, los tallos y las hojas. En la medicina tibetana sus hojas se utilizan para la moxibustión.

Esta planta medicinal posee aceites esenciales, colina, taninos, mucílagos, resinas, que le confieren acción analgésica, antiparasitaria, anticonvulsiva, antiséptica, emoliente, antibacteriana, antiinflamatoria, calmante, emenagoga, tónica, estimulante y aperitiva.

Se recomienda para:

- Los resfriados y gripes.
- Combate la retención de líquidos.
- Facilita las digestiones lentas y pesadas.
- Mejora las bronquitis.
- Se usa para el estrés y la fatiga física y psíquica.
- Provoca y regula la menstruación y reduce los dolores.
- Corta las hemorragias nasales.
- Estimula la función de los riñones.
- Fortalece la matriz.
- Se usa para casos de depresión leve.
- Ayuda a depurar el hígado.
- Mejora los cólicos.
- Combate las infecciones.
- Ayuda a eliminar los parásitos.
- Purifica la sangre y facilita la eliminación de toxinas.

- **Alivia los vértigos y mareos.**
- **No está recomendada durante el embarazo o lactancia.**
- **No se recomienda tomar durante más de dos semanas seguidas.**

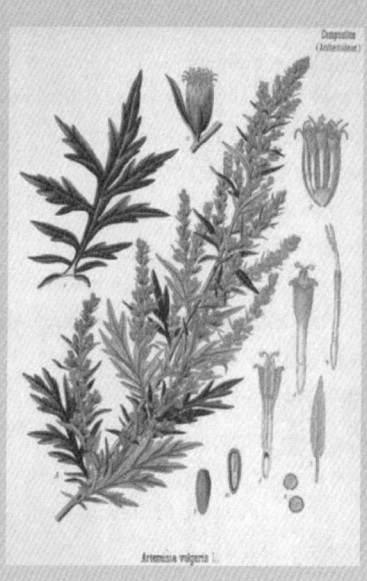

La moxibustión trata los trastornos debidos al desequilibrio de la flema y el viento. En todos los casos, la aplicación regular de moxa reduce los síntomas de la enfermedad y sirve de gran ayuda en el proceso de curación.

No se recomienda su empleo en los casos de embarazo o de metástasis ósea, en los trastornos graves de la piel, la fiebre alta de origen biliar o en los casos de inflamación profunda e infecciones.

Existen unos veinte tipos diferentes de moxibustión, cada uno de ellos emplea diferentes materiales, por lo que el abanico de condiciones físicas o materiales que trata pueden ser muy diferentes.

Existen varios métodos diferentes de moxa:

- **Cocinando la moxa:** los conos de moxa se queman uno después del otro con el fin de producir un calor continuo. Se utiliza para problemas tales como tumores benignos o lipoma.
- **Cono de moxa con jengibre:** Interponiendo entre la piel y el cono una rodaja de jengibre, por las propiedades de este se produce un efecto tónico y revitalizante y favorece la circulación de la sangre y la energía.
- **Cono de moxa con ajo:** Al igual que sucede con el jengibre, se interpone una rodaja de ajo entre la piel y el cono. Se suele utilizar en procesos infecciosos o en los causados por agentes externos por su efecto antiséptico.
- **Moxa con sal:** Se aplica habitualmente en el ombligo. Puesto que este punto es un potente centro de energía que actúa regulando la energía del abdomen inferior e influenciando los órganos de esta zona.
- **Moxa ardiente (combustión de moxa):** Los conos de moxa se aplican directamente sobre la piel. Método indicado para los trastornos generales.
- **Calefacción de moxa:** Aplicación de la moxa directa e indirectamente sobre los puntos del cuerpo.
- **Moxa templada:** Un tipo de moxa ligera que es la utilizada para el tratamiento de los niños.
- **Caja de moxibustión:** Consiste en un aparato, generalmente metálico pero que puede ser de madera también, donde se coloca y se enciende la moxa para después pasarlo por determinadas zonas como la zona lumbar o el abdomen.

Los masajes

El masaje tibetano es una técnica que permite al paciente recuperar su salud física y psicológica. Se trata de una terapia que trata de recuperar al paciente de su cansancio físico, de sus episodios de estrés y que además le ayuda a mantener una actitud equilibrada para su día a día.

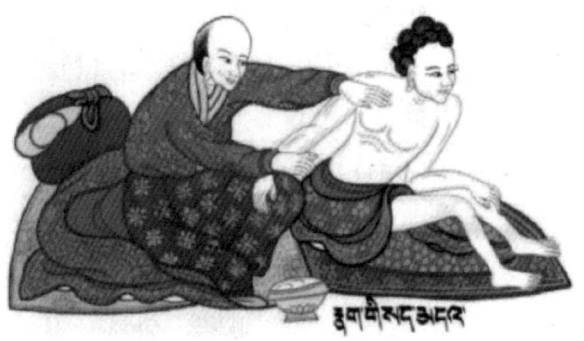

La medicina tibetana trata de equilibrar las energías físicas del cuerpo: viento, bilis y flema, con el fin de tener una buena salud física y mental.

Existen tres tipos de masaje, los de cabeza, los que se apoyan en la digitopresión y el masaje energético.

Según la hora del día y el mes lunar en el que nos encontremos, encontraremos que el ciclo biológico natural condensará el foco energético de purificación en un punto concreto del cuerpo. Este punto no debe ser tocado durante el masaje, ya que se podría alterar todo el ciclo biológico del cuerpo.

Al masaje antiguo y tradicional se le conoce como Ku Nye, se ha practicado durante miles de años en el Tíbet y en la región del Himalaya como parte importante de la medicina tibetana. En tibetano, la palabra Ku significa aplicar el aceite y Nye son los medios para aplicar presión con una variedad de movimientos. Ku Nye es pues, un masaje que utiliza diferentes técnicas como el amasar, frotar, estiramientos, etc. Y también puntos de presión profunda de las partes del cuerpo donde se manifiesta el dolor, tal y como hemos visto. Originalmente fue desarrollado a partir de los primeros yoguis tántricos. El efecto que se buscaba con estos tratamientos era mantener los canales energéticos libres de estancamientos y abiertos al flujo de la energía vital. Cuando la energía vital circula de manera fluida y libre, la mente se halla más clara y las emociones son más estables. Esto sirve para la práctica meditativa y para buscar la Iluminación a través de la meditación.

Muchos terapeutas utilizan para su labor pindas de sal del Mar Muerto o saquitos herbales denominados Zathi Dukpa con aceites esenciales. Las pindas se calientan o se introducen en aceite caliente y se colocan sobre determinados puntos del cuerpo humano, manipulando los trazados de los circuitos energéticos. Los propósitos primeros de esta terapia son:

- El primero es calmar y relajar tensiones, aliviar el estrés, insomnio, depresión, disfunciones del sistema nervioso y equilibrar los elementos internos del cuerpo.
- El segundo se halla más enfocado en la terapéutica específica para trastornos individuales. Tiene un gran valor terapéutico en el alivio de una gran variedad de dolencias, efectuándose ello de un modo suave y no invasivo.

El ciclo energético masculino empieza en el canal izquierdo, y puede llegar a su máxima expresión energética durante la luna llena, descendiendo por el canal izquierdo y aumentando el canal derecho. Sucede que en la mujer el ciclo energético es inverso, esto es, sube la energía por el canal derecho y desciende por el izquierdo durante la luna nueva.

Los canales nerviosos llegan hasta la misma dermis de la piel. Cuando un órgano interno no funciona correctamente, los nervios que conectan la columna con la piel dejan de transmitir la información. En ese lugar, que el terapeuta conoce perfectamente, la piel se vuelve áspera o quebrada, perdiendo su color natural. Así, se puede identificar el órgano que no está trabajando adecuadamente. Cada uno de los 20 puntos desde los que la columna envía su información, están vinculados a un órgano específico. Al estudiar la región de la piel alrededor de ella, se puede obtener información acerca de la naturaleza del desorden y del órgano implicado.

En la cabeza no deben aplicarse fuertes presiones con los dedos en puntos especialmente indicados, sino que es mejor emplear fricciones. Así:

- En medio de la cabeza es la conexión del punto del corazón.
- El punto central de la frente conecta con el hígado.
- El occipital enlaza con los riñones.
- La coronilla es el punto de unión con los pulmones.

El masaje suele realizarse en una superficie dura, como el suelo. Se aplica aceite sobre la cabeza, en las palmas de las manos, en las plantas de los pies, en el pecho, la espalda y los brazos. El terapeuta suele golpear con la palma de la mano diferentes zonas de la piel, para observar su reacción y los posibles cambios de color de esta. Luego usa sus pulgares para presionar los puntos descritos mediante giros circulares en sentido de las agujas del reloj para activar los puntos y en sentido contrario para desactivarlos o bien para hacer descender la energía.

Para finalizar, el terapeuta suele espolvorear harina de garbanzo sobre el cuerpo para absorber el exceso de aceite del masaje o contrarrestar cualquier efecto secundario que se derive de un aumento de secreción de las mucosas del cuerpo enfermo.

El mejor momento del día para realizar el masaje es a primera hora de la mañana o bien a última hora de la tarde, siempre en ayunas. En total se suelen presionar 78 puntos específicos, combinando la acción manual con el empleo de los aceites esenciales.

Cuando se forma el feto, uno de los primeros órganos que se crean es la cabeza y el cerebro. De ahí que sea tan útil el masaje craneal, ya que equilibra los cinco vientos secundarios de los órganos de los sentidos y para mantener bien equilibrada y sujeta la conciencia. Entre otros beneficios, el masaje craneal relaja el sistema nervioso, elimina la tensión mental, aumenta las enzimas necesarias para el crecimiento y mejora la calidad de los sentidos.

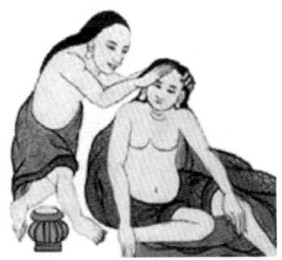

Beneficios del masaje craneal

- Previene enfermedades degenerativas o las detiene, tales como el Parkinson, Alzheimer, demencia senil, pérdida de la memoria.
- Relaja el sistema nervioso y elimina el cansancio causado por tensión mental y agotamiento.
- Aumenta las hormonas de crecimiento y las enzimas necesarias para el desarrollo y crecimiento de las células cerebrales.
- Aumenta la energía física y mental.
- Mejora la calidad de los sentidos: visión, tacto, palabra, oído (acuíferos, etc.).
- Ayuda a mejorar la concertación en el estudio.
- Rejuvenecimiento, eliminación de surcos y arrugas en la cara.
- Evita los síntomas asociados al estrés: cansancio, insomnio, angustia, vértigo, hipertensión, taquicardias, problemas en el estómago, etc.

El terapeuta inicia su masaje colocando los dos dedos pulgares en la coronilla y a partir de ahí va descendiendo por el cráneo con ligeras presiones hasta llegar a la séptima vértebra cervical para a continuación trazar con cada pulgar una línea de presiones hasta los hombros. Luego se separan un poco los pulgares y se repite el mismo movimiento. Se golpea entonces toda la espalda con las dos manos huecas para hacer circular la sangre y la energía. A continuación se toma la cabeza con las palmas de ambas manos y se aplica una ligera presión sobre ella. Con la mano izquierda se sujeta más tarde la barbilla mientras que con la derecha se golpea con fuerza el lado izquierdo del cráneo. Más tarde se cambia de mano y de lado del cráneo. Luego, la mano derecha sujeta la mandíbula y con la mano izquierda se golpea el lado derecho de la cabeza del paciente con las puntas de los dedos.

Situándose tras el paciente, se hace descansar la cabeza de éste sobre el abdomen del terapeuta. Se presiona ligeramente desde el nacimiento de la ceja hasta el nacimiento del pelo y también en dirección contraria. Más tarde golpeará suavemente la frente con la palma de la mano y presionará a lo largo del borde superior de la cuenca de los ojos moviendo las manos hacia las sienes. El terapeuta coloca los dedos sobre el globo ocular, moviendo con gran suavidad y con movimientos circulares en dirección a las sienes. Y frota fuertemente las manos entre sí para que desprendan mucho calor y las coloca como un antifaz sobre los cuencos de los ojos, de cara a equilibrar la visión.

Aplicar regularmente masaje, frotando por todo el cuerpo y, en particular, en la cabeza, las plantas de los pies y los oídos tiene grandes beneficios, ya que retarda el envejecimiento, alivia la fatiga y cura todas las perturbaciones de viento.

El masaje otorga una sensación de liviandad muy importante, disminuye el exceso de grasas, genera una buena condición física, aclara los sentidos, incrementa el fuego metabólico e incrementa la capacidad funcional del cuerpo, la voz y la mente. Hay que tener en cuenta que el masaje excesivo no es adecuado para las personas mayores, los ancianos, y tampoco para los niños o para aquellos que sufren de perturbaciones de viento o bilis.

Muchos de los puntos que se trabajan en los pies y las manos son similares a los que trata el reflexólogo. Con la diferencia que en el masaje tibetano se incorpora el trabajo en el cráneo para liberar la tensión en la mandíbula, la cabeza y el cuello, así como la liberación de los fluidos vitales que la columna vertebral lleva a todo el cuerpo.

Cuando se complementa el masaje con otros tratamientos tales como la dieta, el estilo de vida o los medicamentos herbales, la persona es capaz de hallar más fácilmente el equilibrio y la calma, y de paso recuperar así la energía vital perdida. Esto funciona especialmente bien en los casos de trastornos del sistema neurológico y nervioso.

El masaje está especialmente contraindicado en los siguientes casos:

- Enfermedades infecciosas e inflamatorias.
- Cuando hay trastornos del hígado o de la vesícula biliar.
- En los casos de retención de líquidos grave.

Terapia herbal

Se conocen más de 250 preparados distintos realizados con plantas medicinales recogidas en el Himalaya y toda la zona del Tíbet. Todo ello confeccionado a partir de cerca de 3000 sustancias medicinales. Se trata de medicaciones que no tienen efectos secundarios. Durante su procesamiento, se bendicen y energizan siguiendo determinados rituales budistas.

Se trata de un sistema médico eficaz, seguro y complementario a la medicina occidental. El sistema médico tibetano requiere de un periodo muy largo de entrenamiento. Normalmente un doctor se entrena durante varios años y aprende no solo a sanar humanos sino también a animales, y no solo estudia medicina, sino también farmacología; aprende a identificar las plantas medicinales, a cómo recolectarlas y a cómo hacer las medicinas.

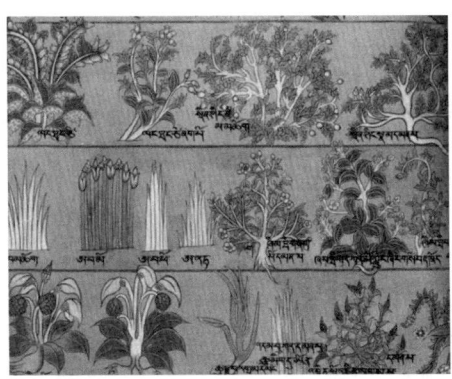

Las plantas más famosas son el tubérculo de la *Gastrodia elata*, la flor cartami tibetana, el bulbo frillario, la raíz de notoginseng, el *Rheum officinale*, la raíz de *Codonopsis pilosula*, la raíz de genciana de hojas anchas, la salvia miltiorrhiza, la ganoderma glaseada y el tallo de espatolobo. Estas hierbas medicinales rinden una alta producción, que después de satisfacer la necesidad de las áreas habitadas por tibetanos, pueden proveerse a otras partes de China. Casi todas ellas son bien conocidas por la medicina ayurvédica, como el ácoro (*Acorus calamos*), de notable actividad bactericida. También la *Terminalia bellerica*, muy útil para combatir la bacteria *Escherichia coli*, o la *Piper longum* o pimienta larga, cuyos frutos combaten los trastornos gastrointestinales y la malaria crónica. También figuran la adulasa o vasa (*Adhatoda vasica*), de conocidos efectos antibronquíticos, antiasmáticos y antipiorreicos; la kath o kushtha (*Saussurea lappa*), que se utiliza como broncodilatador y antiespasmódico; el cardamomo, el clavo y otras especias con propiedades medicinales; el cártamo (*Carthamus tinctorius*); la nuez vómica (*Strychnos nuxvomica*), que se utiliza en dermatología, y la burserácea *Commiphora mukul*, una planta similar a la mirra de comprobada actividad hipolipidémica.

Un único medicamento puede estar compuesto por más de 80 ingredientes, aunque el promedio se suele situar entre los 25. Normalmente se emplean muchas horas, meses o años para elaborar una poción o unas píldoras, y cualquier interrupción del proceso puede llegar a anular su eficacia. En la elaboración de una medicina pueden intervenir varias personas, eso sí, las instrucciones de su preparación se guardan de manera celosa por parte del maestro, que solo las transmite tras años de estudio y trabajo.

Además de las plantas, figuran otros ingredientes en la elaboración de un medicamento, tales como piedras preciosas, metales triturados, tierras medicinales naturales, secreciones vegetales, etc.

Algunos preparados pueden contener orina de vaca, rana de las nieves triturada, orugas, hongos, etc.

La recolección de las plantas, tal y como recomiendan los textos sagrados, se efectúa en las laderas umbrías de las montañas, donde crecen las hierbas de más calidad, ya que en las laderas en las que el sol es abrasador las hierbas no tienen las mismas propiedades.

La alimentación

Las personas deben ser conscientes de cómo es su tipología, para poder seguir una dieta que les ayude a mantener el equilibrio. La dieta se puede ajustar a los distintos tipos de desequilibrios según sea la aflicción caliente o fría, o la patología de acuerdo con los tres humores.

De ahí la importancia de una dieta natural y equilibrada, baja en grasas, evitando los sabores extremos, las conservas y encurtidos y las bebidas artificiales.

Las combinaciones de los alimentos

Ciertas combinaciones de alimentos pueden resultar inapropiadas para determinadas constituciones.

Así, por ejemplo, no es apropiado combinar comidas cargadas de grasa con bebidas heladas. Las bebidas heladas hacen que los alimentos permanezcan más tiempo del necesario en el estómago y sean mal digeridos. Esta permanencia prolongada produce irritación en las paredes del estómago debido a la producción excesiva de ácido y/o flatulencia debido a la descomposición del alimento sin digerir.

Tampoco es apropiado hervir la avena con la leche. La avena posee una sustancia denominada oxalato; cuando se hierve la avena con la leche, los oxalatos se unen al calcio y no permiten que sea absorbido. Por eso, lo correcto es preparar la avena, servirla, dejarla reposar un par de minutos en la mesa y recién allí agregar la leche.

Una de las razones por la que se recomienda consumir la lenteja acompañada de una ensalada que contenga limón es porque la vitamina C contenida en el jugo del limón mejora la absorción del hierro que está en la menestra y esto puede ayudar a prevenir la anemia. El pepinillo, sin embargo, contiene gran cantidad de fitatos; estos fitatos se unen al hierro y no permiten que sea absorbido. Una combinación más apropiada sería un plato de lentejas acompañado como mínimo de una ensalada de tomate, cebolla o zanahoria rayada. Si además, se le agregara un trozo pequeño de carne sería mucho mejor.

Por regla general:

- Nunca mezclar alimento dulce con salado.
- El desayuno debe de ser de frutas y queso.
- No mezclar harinas con bananos y plátanos.
- No mezclar aguacate con queso y lácteos.
- No mezclar cítricos con nada.
- No mezclar frutas dulces con frutas cítricas.
- No mezclar frutas con verduras.
- La sandía debe comerse sola.
- Consumir tres alimentos diarios.
- No comer entre comidas.
- No mezclar frutas dulces con frutas ácidas.

Los cereales y las legumbres

Según sean sus sabores, los cereales y las legumbres otorgarán ciertos beneficios o perjuicios al organismo.

Los cereales y las legumbres, cuando están frescos y no secos, son por naturaleza pesados, mientras que si son secos, su naturaleza es ligera. Hervidos o asados son aún más ligeros. El arroz, el mijo y otros cereales de espiga, así como los guisantes dulces, aumentan la potencia sexual y la fuerza física, y son muy efectivos para curar las perturbaciones de viento, aunque incrementan la flema.

- El arroz cura las perturbaciones de los tres humores, incrementa la actividad sexual y detiene los episodios de diarrea.
- El mijo fortalece el organismo.
- La cebada estimula el apetito y tiene un poderoso efecto sedante.
- El trigo es nutritivo y cura las perturbaciones de viento y bilis.
- Los guisantes y las judías tienen un efecto vasoconstrictor, curan las perturbaciones de flema. Refuerzan la capacidad reproductiva.
- Las habas son expectorantes, facilitan la respiración y curan las hemorroides.
- Las lentejas son astringentes y contribuyen al incremento de viento, bilis y flema.
- El sésamo aumenta la potencia sexual y cura las perturbaciones de viento.
- La linaza es muy efectiva para curar las perturbaciones de viento.
- El trigo sarraceno cura todo tipo de úlceras y heridas.

La carne

Un consumo excesivo de carne es perjudicial para el organismo. La carne, al madurar, adquiere una cualidad calorífica y nutritiva, puede sedar el humor viento e incrementar el calor metabólico. Las carnes crudas, congeladas o a la parrilla, son todas de naturaleza pesada y difíciles de digerir, mientras que si son secas o hervidas, su naturaleza es ligera.

La carne de animales que viven en lugares secos es seca y puede curar las perturbaciones de viento y flema. En cambio, la carne de animales que viven en lugares húmedos, es más grasa, pesada y de naturaleza calorífica, siendo capaz de combatir las afecciones gástricas y problemas renales y lumbares.

- La carne de cordero incrementa el vigor físico, mejora los componentes orgánicos, estimula el apetito y cura las perturbaciones de viento y flema.
- La carne de cabra es excelente para curar las enfermedades de transmisión sexual y las quemaduras en la piel.
- La carne de vaca cura la fiebre debida a las perturbaciones de viento.
- La carne de potro combate las afecciones de la región renal, las enfermedades de naturaleza fría y los desórdenes linfáticos.
- La carne de cerdo elimina las perturbaciones de flema y sana las heridas y úlceras.
- Las carnes de aves de corral curan las úlceras y las heridas y aumentan la fertilidad de las personas.

Según sean los sabores, cualidades y propiedades de los aceites, su consumo puede producir efectos beneficiosos o perjudiciales en el organismo.

Los aceites y las grasas en general tienen la cualidad de desarrollar el calor metabólico interno de la gente que los ingiere, tienen un efecto beneficioso para las vísceras, fortalecen los componentes orgánicos, desarrollan el vigor y estabilizan la unción de los sentidos.

Uno de los aceites que tiene mayores componentes beneficiosos para las personas es el aceite de oliva. Así, la mantequilla fresca incrementa la potencia sexual, proporciona fuerza física y cura la fiebre debida al desequilibrio de bilis. En cambio, la mantequilla clarificada promueve la inteligencia aguda, aclara la memoria e incrementa el fuego metabólico. El aceite de sésamo y el de mostaza ayudan a la gente delgada a aumentar de peso y mitigan las perturbaciones de viento y flema combinadas.

Los vegetales

Del consumo de vegetales solo pueden derivarse muchos beneficios y pocos perjuicios. Los vegetales sirven para curar las perturbaciones de flema y viento, y aquellas otras que sean de naturaleza fría.

Los que crecen en sitios secos tienen cualidades cálidas y ligeras, mientras que los que nacen en lugares húmedos son muy efectivos para curar las perturbaciones de naturaleza caliente.

- La cebolla incrementa el sueño, estimula el apetito y cura las perturbaciones de viento y flema.
- El ajo cura las enfermedades bacterianas y combate las perturbaciones de viento asociadas a episodios febriles.
- El nabo incrementa el calor metabólico y detiene los episodios de diarrea.

- Los hongos son muy efectivos para curar todo tipo de inflamaciones e incrementan la presión arterial en aquellas personas que sufren de hipotensión.
- El jengibre fresco cura las enfermedades de naturaleza caliente y aquellas otras causadas por bilis o migrañas.
- El ruibarbo elimina las perturbaciones de flema y estimula el apetito.

Las frutas

Existe una gran variedad de frutas comestibles a lo largo y ancho del planeta. Cada una tiene sus propios sabores, cualidades y propiedades.

Por regla general, las manzanas pueden ser dulces o ácidas, por lo que se recomiendan especialmente para curar los problemas intestinales. Las uvas, que tienen un fuerte carácter antioxidante, curan todo tipo de enfermedades pulmonares y eliminan la fiebre. Las granadas también son muy efectivas para los problemas digestivos, sanan las enfermedades de flema y las perturbaciones de naturaleza fría. Las nueces son muy favorables para combatir las enfermedades causadas por la artritis o la parálisis. En cambio, los nísperos ayudan en todo tipo de perturbaciones pulmonares y resultan de gran eficacia como expectorantes. De igual manera, los melocotones (duraznos) favorecen el crecimiento capilar.

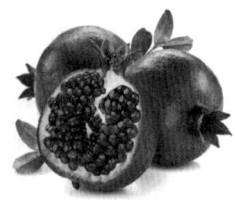

Las especias

Existe una gran variedad de especias, cada una con sus características y especificidades. Así:

- El anís es un excelente remedio para bajar la fiebre y atajar los problemas oculares.
- La pimienta funciona como excelente vasodilatador, si bien suele incrementar la flema y el viento.
- El jengibre es un excelente estimulante, abre el apetito, desarrolla el calor metabólico y sirve para superar las perturbaciones de flema y viento. Fomenta la digestión y el metabolismo, regulando la temperatura corporal. Es un elemento que favorece la energía bilis.
- El cardamomo es un elemento que ayuda en el funcionamiento del riñón, la vejiga, los ovarios, la próstata y el útero. Equilibra el exceso de la actividad de flema al calentar los órganos que por naturaleza son fríos.
- Quien se encarga de combatir la flema gástrica y las perturbaciones de naturaleza caliente es el cilantro.
- La canela tiene la virtud de curar las enfermedades del estómago y el hígado, así como las perturbaciones de naturaleza fría.
- La nuez moscada interviene en los problemas cardiacos y en los desequilibrios del humor viento.
- El clavo de olor es un excelente remedio para los problemas que afectan a los vasos sanguíneos y las perturbaciones de naturaleza fría asociadas con el desequilibrio de viento.
- El azafrán favorece la circulación sanguínea, y ayuda en el funcionamiento del hígado, la vesícula biliar y los ojos.

Una infusión saludable

La siguiente receta es una infusión que se puede tomar todo el año y en todo momento, caliente o fría, según la estación. Es también muy adecuada antes de cualquier terapia caliente, como un masaje con aceite, con la finalidad de preparar el organismo del paciente. Tras la misma se sentirá refrescado y más relajado; listo para el tratamiento. Se necesita:

1 litro de agua mineral
1 dedo gordo de jengibre
10 semillas de cardamomo verde
5 clavos
1 poco de azafrán
1 punta de canela

Se muelen o trituran todas las especias juntas, después se vierten en el litro de agua. La mezcla se hierve durante 10 minutos. Posteriormente, se filtra y se sirve en una taza al gusto de miel o azúcar. Las especias de esta mezcla equilibran las actividades de las tres energías fundamentales, de forma que obtenemos una receta equilibrada para todo tipo de constitución y momento del día.

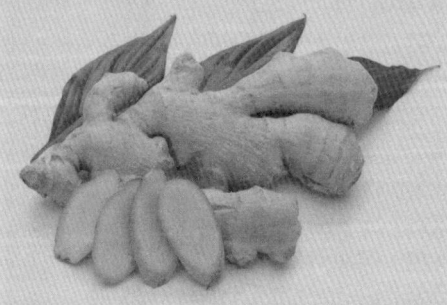

Las prácticas físicas

Los monjes tibetanos han desarrollado diversos ejercicios corporales que potencian la salud y la paz mental.

Lu Jong, cuidar el cuerpo y la mente

Mediante la práctica del Lu Jong, esto es, el proceso de transformación mediante el cual se entrenan los canales del cuerpo sutil y se cultiva la conciencia, se favorece el cuidado del cuerpo y de la mente.

Al equilibrar la energía y, por tanto, los humores del cuerpo físico, se consigue transformar las emociones negativas para mejorar la salud y el bienestar.

Lu Jong es una manera de combinar forma, movimiento y respiración. La forma y el movimiento aplican una presión sobre puntos concretos de los canales, que se masajean hasta abrir los bloqueos. Al trabajar en la zona de la columna vertebral, se consigue liberar los bloqueos emocionales, nutriendo las articulaciones.

Una dieta incorrecta o un mal comportamiento pueden deteriorar los canales del cuerpo sutil, afectando a los sistemas corporales y a la salud en general. Cuando los canales se bloquean, el viento energía no fluye y la mente se halla atrapada en patrones preestablecidos, sin capacidad de adaptarse. Con el Lu Jong no solo mejora la salud física sino que también se cultiva la calma, la concentración y la alegría.

La práctica de los cinco elementos es la práctica básica del Lu Jong. Consiste en cinco movimientos que equilibran, coordinan y refuerzan nuestras cinco energías básicas o cinco elementos. Después de cada uno de estos cinco movimientos, exhalamos el aire de desecho con una serie de respiraciones.

Son estiramientos en movimiento continuo, suave y fluido, sin tensión ni movimientos bruscos o forzados, regulados por la respiración y coordinados por la conciencia corporal presente en todo momento.

Cuerpo y mente se sienten integrados así en un único movimiento sanador; no se busca la perfección sino disfrutar sintiendo la energía que viaja por nuestro cuerpo revitalizándolo y armonizándolo.

Para que estos cinco movimientos sean efectivos se realizan seguidos y en orden, como un ciclo completo que dura de 10 a 15 minutos.

Tsa Lung

Se trata de una práctica física muy dinámica y potente basada en el control de la respiración.

Además de un cuerpo físico, tenemos un cuerpo energético fundamentado en los llamados canales sutiles (*tsa*) por los que navega el viento-energía (*lung*) y la esencia (*tigle*). Cuando se produce un bloqueo, los nutrientes vitales, el oxígeno y la sangre no llegan a todos los rincones del organismo, y esto puede producir serios desequilibrios que dan lugar a enfermedades. Si no se nutre adecuadamente su cuerpo sutil, se pierden algunos canales progresivamente.

El Tsa Lung trabaja con el cuerpo sutil, combinando técnicas de retención de la respiración con movimientos físicos y visualizaciones. Cuando el viento fluye libremente, la energía se puede emplear para la autocuración o se puede transmitir a los demás.

Sus beneficios más importantes son:

- Mejora la salud física aumentando nuestro vigor energético y con ello nuestra resistencia ante la enfermedad. Este incremento energético regenera nuestro cuerpo rejuveneciéndolo y acelerando los procesos curativos.
- Estimula y refuerza el calor corporal interno. La apertura o expansión interior que genera el Tsa Lung crea un vacío cálido lleno de fuerza, bienestar, calma, conciencia, compasión y amor.
- Armoniza y suaviza nuestra respiración incrementando así nuestra esperanza de vida.
- Mejora nuestra concentración y calma mental. Aporta claridad y fortaleza a nuestra mente y una visión más positiva con la que poder afrontar la vida diaria.
- La retención suave y controlada de la respiración libera la tensión de cuerpo, respiración y mente y nos permite experimentar el gozo natural de nuestro cuerpo.
- En general, el yoga energético Tsa Lung aumenta el rendimiento de cualquier otra práctica corporal, reduce el estrés y el riesgo de lesiones y promueve su sanación o recuperación si las hay.

Cuando el cuerpo va envejeciendo, la respiración se vuelve cada vez más superficial, no pudiendo llegar a todos los rincones del cuerpo. Por tanto hay que hacer una labor de reeducación para aprender de nuevo a respirar profundamente.

Tummo

Se trata de una antigua técnica de meditación que ha sido empleada desde siempre por los monjes de los monasterios budistas. El Tummo forma parte del camino a la sabiduría. Y es que, al generar una concentración adecuada, se empieza a trabajar el fuego interno y se puede llegar a conseguir la transformación personal.

Mediante la visualización, las técnicas de respiración y el movimiento, se conecta con ese fuego interno que todos poseemos, responsable de la temperatura del cuerpo que potencia las reacciones químicas que fabrican las hormonas. El fuego del Tummo es capaz de derretir los bloqueos más sutiles y hace aumentar la energía por todo el cuerpo. El Tummo es fuente de amor, alegría, felicidad y gozo. Es un método para transformar la energía mental ilusoria del rechazo, el apego y la ignorancia, o en general todas nuestras emociones aflictivas, en energía mental pura, espaciosa, luminosa, clara y gozosa, como es la mente por naturaleza.

Es un método para transformar la energía mental ilusoria del rechazo, el apego y la ignorancia, o en general todas nuestras emociones aflictivas, en energía mental pura, espaciosa, luminosa, clara y gozosa, como es la mente por naturaleza.

El gozo es un estado superior al de felicidad, porque con el gozo no necesitamos pensamientos, no es un estado exaltado como el de la felicidad.

No se trata de dejar la mente en blanco, sino todo lo contrario; ser consciente del momento presente, aquí y ahora.

La práctica consiste en lo siguiente:

- La postura que adoptaremos será la clásica postura de loto, la postura fácil o simplemente las piernas cruzadas. Se colocan las manos sobre los muslos con el dedo pulgar, índice y meñique extendidos; el dedo corazón y anular doblados bajo la palma de la mano.
- Se inicia esta práctica respirando por la nariz, siempre con la máxima concentración en ello.
- La respiración adquirirá una doble función. Cuando expulsemos el aire estamos expulsando odios, rencores, orgullos, todo lo que nos carga de energía negativa y cuando tomemos aire entrará en nosotros sabiduría, fuerza, bondad, pensamientos positivos.
- Poco a poco comenzaremos a sentir que cada bocanada de aire que entra dentro de nuestro cuerpo penetra en nuestro vientre y comienza a reanimar un fuego interior que se encuentra a la altura del ombligo.
- El fuego de nuestro interior despertará y tomará forma de hoguera que calienta nuestro estómago, poco a poco reavivamos ese fuego interior, las llamas comenzarán a subir por nuestras arterias, venas y nervios de nuestro cuerpo, el fuego se expande por todas direcciones.
- La respiración nos permitirá sentir cómo las llamas ascienden y se expanden por todas las zonas de nuestro cuerpo y los canales por donde el fuego es transmitido, las venas, arterias y nervios.
- Nuestro cuerpo se convertirá en una gran chimenea que contiene fuego y energía que se expande. Nuestra respiración generará un mar de fuego.
- Cuando el frío haya desaparecido, realizaremos el camino inverso, desaceleraremos la respiración e iremos

sintiendo cómo nuestro cuerpo deja de ser una intensa hoguera, pero seguiremos conservando un grado de calor que nos permita combatir el frío.

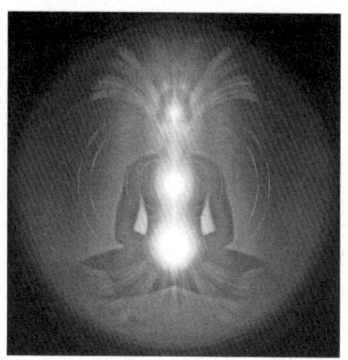

Gozo

Se trata de una práctica de la tradición tantrayana que trabaja con el cuerpo sutil y el sistema de canales, chakras, viento y esencia.

A partir de ciertos movimientos y de técnicas de respiración se consigue calentar la sangre y quemar los bloqueos que se producen en los canales sutiles. Y, como consecuencia, se activa el gozo, algo que va más allá de un simple placer físico. Al llegar a este estadio, se reduce la mente conceptual, pero se incrementa nuestra conciencia.

Al electrizar el cuerpo, la energía y la mente, se equilibran las hormonas y se regula el metabolismo. Cuando se trabaja con el cuerpo energético, se abren los canales y los chakras, que son las puertas de nuestra naturaleza oculta. La mente se vuelve más clara, más calmada y consciente, siendo la persona especialmente sensible al amor y la compasión que lo envuelven.

Rigpa

Rigpa se halla en el corazón de las personas, es el prana de la fuerza vital. Es la luz clara, la verdadera naturaleza de la mente, el estado puro de la conciencia. La sabiduría que preside el cuerpo y mediante la cual se puede llegar a conocer todo.

Es que siempre hay alguna cosa que nubla nuestro entendimiento, que nos causa un gran sufrimiento porque es el reflejo de nuestra ignorancia.

Rigpa nos hace afrontar los problemas de una manera directa, no de forma conceptual, que siempre lleva consigo sombras y limitaciones. Cuando se profundiza en la sabiduría y el conocimiento se perciben las cuestiones de manera directa. Mediante la práctica y el entrenamiento es posible alcanzar este estado de manera consciente.

La mente es transparente. Cuando está quieta, se vuelve clara de forma natural. Por eso se requiere que todo alrededor de la persona esté tranquilo, sin desequilibrios que puedan volver inestable al organismo. Se trata, ni más ni menos, que de reconocer su naturaleza para así profundizar mejor en uno mismo. Nadie puede estar separado de su propia naturaleza. Es la conciencia detrás de la búsqueda, la presencia pura que nos hace regresar a nosotros mismos, hacia el corazón, hacia el centro de la experiencia. Cuando el practicante permanece en la conciencia primordial, los objetos que surgen de los sentidos permanecen puros y no duales.

Yoga Gurú

Se trata del método más rápido para avanzar con rapidez por el camino de la compasión y la sabiduría, y así cumplir con nuestros deseos espirituales.

Significa la realización de la verdadera naturaleza de la mente que permanece en el estado de la sabiduría. Su práctica permite ir purificando gradualmente las percepciones y el modo que tiene lugar esa purificación a través de la devoción.

Lo primero que hay que hacer es reconocer cualquier negatividad que se haya podido generar a través del cuerpo, la palabra o la mente. A continuación y, a través de la práctica del Yoga Gurú, tratar de llegar a la purificación completa del nuestro ser con el fin de purificar las dudas y transformarlas en sabiduría.

Yoga Gurú es la práctica de la devoción, donde se aprende a cultivar el amor y la devoción por el maestro pero dentro de nosotros, lo que nos abre a los otros y reduce nuestro orgullo. El Yoga Gurú es la columna vertebral del Tantrayana, un método para sentir más que para pensar.

Tantrayana

Tantrayana es el camino de la transformación. Este camino nos enseña cómo ser felices, por lo que entonces automáticamente ayudamos a los demás. El tantrayana también se denomina vajrayana, el vehículo diamantino. La razón es que mediante sus prácticas transformamos nuestro cuerpo, palabra y mente para que parezcan un diamante, fuerte, claro e indestructible.

Las experiencias positivas no deben hacernos sentir más felices, de la misma manera que las dificultades no deben hacernos sumir en la tristeza. Todas las experiencias nos conducen a la realización personal, incluso las proyecciones negativas.

Con el Yoga Gurú las dudas se transforman en visión pura y los pensamientos son percibidos con la sabiduría del maestro. Cuando una persona practica la bondad, significa que sus canales energéticos se hallan en buen estado. Si la mente y el corazón transitan por el camino de la bondad se puede avanzar de una manera más rápida por el camino de la realización personal.

Gang Gyok

Los monjes tibetanos llevan realizando este deporte miles de años con el fin de mejorar su rendimiento y bienestar. Con su práctica se pretende correr largas distancias con velocidad pero sin cansarse. También se denomina la práctica de los pies rápidos. Su objetivo es beneficiar la energía del cuerpo mediante el poder de la mente, la práctica de la atención, adquirir mayor velocidad, mejorar el rendimiento, dotar de mayor potencia y de un estilo de vida más saludable, lo que sin duda contribuirá a una vida más larga.

Los ejercicios preliminares de Gang Gyok se dividen en tres partes: la primera se ocupa de los alimentos y la dieta, la segunda de la respiración y la tercera parte del cuerpo. Así pues, combina la posición del cuerpo con ejercicios de visualización y de respiración, lo que hace de esta combinación especial una técnica muy poderosa.

Antes de comenzar a ejercitase en el Gang Gyok, hay que tener en cuenta tres aspectos fundamentales que nos van a ayudar a mejorar nuestro rendimiento:

- **No comer demasiado:** los monjes tibetanos afirman que para estar bien, el estómago no debe llenarse de comida. Según ellos, un tercio debe ser comida de calidad y poco procesada, otro tercio de agua hervida que ayude a relajar cuerpo y mente y un tercio vacío para que la digestión fluya.
- **La forma de respirar** también influye, llevando a cabo una técnica que retiene la respiración y eso crea más energía.
- **Si la mente está en armonía**, va a generar más fuerza, velocidad y bienestar cuando se practica el *running*. Y ese poder se consigue a través de la meditación y la visualización.

La energía se genera en el cuerpo mediante el poder de la mente, lo que nos va a dar más velocidad y fuerza en la carrera. Mediante la meditación y la visualización se puede cultivar el fuego interno que equilibra nuestros elementos, lo que resulta muy importante para el sistema digestivo.

Durante la práctica del Gang Gyok se genera energía al correr, reteniendo la respiración en el chakra del ombligo. Esta energía se repartirá luego por los 72.000 canales del cuerpo. Cuando algunos canales se bloquean, esta energía ayuda a abrirlos. La energía fluye así por todo el cuerpo, generando una profunda calidez interior que generan las llamadas «hormonas de la felicidad». Son estas hormonas las responsables del control y quietud de la mente.

Mindfulness o atención plena

La práctica del mindfulness consiste en integrar mente y cuerpo, en llevar la atención a lo que se está experimentando en un momento determinado a través del cuerpo. No se trata de un mero ejercicio cognitivo, sino que es una práctica psicosomática que puede practicarse mientras se realiza cualquier actividad. Promueve la salud física y mental y va más allá de cualquier meditación, ya que contribuye a ayudar en cualquier esfera de la vida.

El mindfulness es una técnica de meditación que persigue obtener la atención plena y ayuda a despejar, descansar y aclarar la mente, a reducir la tensión nerviosa y a reequilibrar las emociones. Su práctica ayuda a disminuir el estrés y los efectos nocivos que nos impiden llevar una vida más plena.

La manera más fácil y adecuada de iniciarse en la atención plena es observar la propia respiración. El objetivo es darse cuenta de las sensaciones que acompañan a la respiración consciente en un lugar corporal concreto y mantenerla en la consciencia a cada instante. Y ser conscientes del momento presente, lo que nos puede dar el poder de cambiar nuestra vida.

Su práctica tiene un papel fundamental en el budismo. Cuando la mente se halla despierta, podemos saber el impacto que tendrán nuestras acciones sobre nosotros. Y, con ello, también se es consciente del beneficio que se puede producir a los otros seres, esto es, la rueda de la vida o Samsara. La atención plena puede aprenderse ya que se trata de una destreza que se adquiere al desarrollar la mente bajo las premisas de la alerta, la conciencia y la ecuanimidad.

Samsara

Samsara es la rueda del ciclo de la vida. Literalmente significa «vagabundear por el sufrimiento». Empieza con el nacimiento del ser, comprende su vida y su muerte, para luego renacer en otro.

Cuando se practica la meditación se comprende que todo es uno, la ilusión de lo pasajero desaparece y por instantes se puede saborear la delicia de trascender el Samsara. Es como renunciar a una adicción o a un hábito abusivo. Cuando se aprenden las habilidades necesarias para dejar de crear los mundos del sufrimiento, se pueden compartir esos conocimientos con los demás para que éstos también puedan dejar de crearlos.

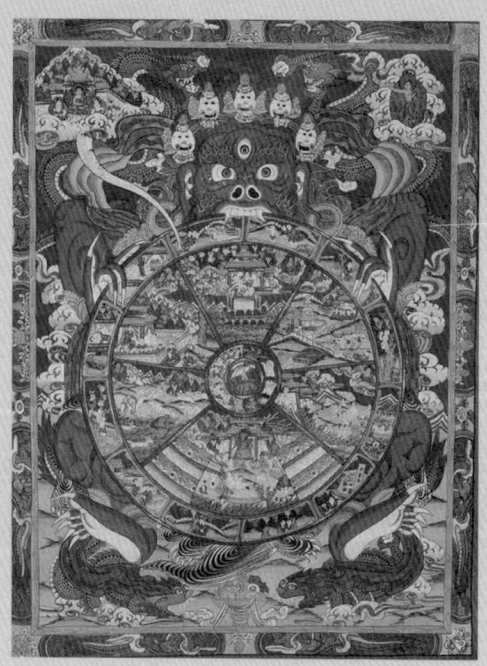

La farmacopea tibetana

Sustancias como plantas, piedras preciosas, metales triturados, orina de vaca, orugas o bilis de elefante forman parte de la farmacopea tibetana. Todo ello con el fin de mantener o restablecer el equilibrio entre los tres factores físicos o humores: el viento, la bilis y la flema.

Al diagnosticar el médico tibetano una dolencia referida con viento lo hace refiriéndose a un trastorno del sistema digestivo, del corazón o del aparato circulatorio, o bien a una infección del intestino grueso o un problema psicológico. Si es problema de flema se refiere a una condición crónica del estómago, del bazo o de los riñones. Y, si es una enfermedad del desorden bilis seguramente se refiere a un trastorno del intestino delgado, de los pulmones o de la vista. Del equilibrio de los tres humores depende la salud de la persona.

Un médico tibetano puede determinar la condición del paciente, su fuerza, su velocidad, su velocidad del pulso o la tensión que le afecta de cara a establecer un diagnóstico. Un médico aprenderá cuáles son los puntos de las yemas de los tres dedos centrales de cada mano para auscultar los distintos órganos. También evalúa los siete pulsos que se utilizan en adivinación.

Con hierbas y demás componentes mencionados, se conforman las píldoras curativas, en ocasiones con cantidades infinitesimales de oro, plata, cobre, plomo, polvo de coral, clavo, médula de bambú, etc. Su ingesta, el día propicio del mes lunar, junto con una dieta adecuada y la abstención de la ingesta de alcohol, puede curar todo tipo de desequilibrios nerviosos, casos de anemia, miopía, etc.

Los ingredientes son principalmente de origen vegetal, pero también se utilizan muchos minerales y algunos productos de origen animal, mezclados en números variables entre cuatro o cinco y más de un centenar. Entonces, no se trata de algo «simple» sino de farmacia, son compuestos cuidadosamente, de tal modo que los principales principios activos que actúen sobre un órgano o un humor particular se balanceen mutuamente para obtener el máximo efecto y evitar que causen desequilibrios en otros niveles.

Cada fármaco se identifica por el nombre del ingrediente principal seguido por el número de componentes: por ejemplo, un medicamento conocido, eficaz en los trastornos del humor viento, es el Agar 35, en donde el ingrediente principal es el agar y 35 indica el número total de sustancias contenidas.

Para la preparación de las «píldoras perla», por ejemplo, que se entregan envueltas en seda y lacradas, se utiliza oro pulverizado y varias piedras preciosas.

En la medicina tradicional tibetana la cirugía se utiliza poco, estando confinada principalmente al cuidado de las heridas, la incisión en abscesos y pocas otras cosas: esto se debe no solo a los medios técnicos limitados, sino que es también el resultado de su visión del cuerpo humano como un campo de energía atravesado por canales que no puedan ser dañados o rotos sin consecuencias.Hoy en día en Occidente los mayores avances de las ciencias médicas se han desarrollado en el campo quirúrgico, pero incluso en este caso encontramos una interesante contribución de la MT. De hecho, el conocimiento de los flujos de energía que fluyen en nuestro cuerpo permite dibujar un mapa de los puntos en los que la concentración de energía es mayor, siguiendo un camino de acuerdo con las fases de la luna: la incisión de aquellas partes del cuerpo cuando las atraviesa la intensidad máxima de la energía puede resultar en consecuencias indeseables, por lo cual se puede programar una intervención cuando al punto de impacto no lo atraviese el máximo de energía.

Hay dos tipos de medicamentos:

- **Medicamentos estimulantes o activadores:** píldoras, jarabes, manteca tratada.
- **Cataplasmas,** infusiones de plantas, etc.
- **Medicamentos eliminativos o drenantes:** purgantes, eméticos, irrigaciones nasales, supositorios, enemas...

Los fármacos en esta medicina serían drogas con propiedades medicinales que pueden ser de base animal, vegetal y/o mineral. Se tiene muy en cuenta que la base constitutiva de estas drogas y los tejidos corporales que van a tratar sean similares y respeten al máximo su funcionamiento natural.

Algo que caracteriza a la medicina tradicional tibetana y la hace única y es la aplicación del poder de la meditación, mantras y encantamientos en la composición de medicamentos. El médico tibetano, normalmente un lama, prepara los tratamientos con plegarias que incluyen mantras y rituales a deidades específicas del panteón budista en un estado de trance, con el objetivo de transmitir al tratamiento un «poder medicinal» sobreañadido. El médico-monje entona cientos de mantras y a través del aliento (soplando sobre el tratamiento o la zona del cuerpo enferma) insiere poder y consagra píldoras y otros remedios. Esta es la principal herencia de la tradición Bön que impera en todo el altiplano tibetano.

La tradición Bön

El Bön es la tradición espiritual más antigua del Tíbet. Incluye enseñanzas y prácticas que se pueden aplicar a todos los aspectos de la vida incluyendo las cualidades elementales de la naturaleza; nuestro comportamiento ético y moral; el desarrollo del amor, la compasión, la alegría y la ecuanimidad; así como las enseñanzas Bön más elevadas de «La Gran Perfección».

Bibliografía

Asociación Psiquiátrica Americana. DSMIV, *Manual diagnóstico y estadístico de los trastrornos mentales*. Ed. Masson, Barcelona, 1995.

Dashv. *Tibetanmedicine: Library of Tibetan Works & Archives*, Dharamsala, India, 1976.

Donden y Kelsang, J. *The Ambrosia Heart Tantra*, vol. 1: the secret oral teachings on the eight branches of the science of healing, Library of Tibetan Works & Archives, Dharamsala, India, 1977.

Epstein, M., y Ragbay, L. *Mind and mental disorders*, en *Tibetan Medicine*, serie n° 5, Library of Tibetan Works & Archives, Dhararnsala, India, 1982, pp. 66-84.

Gorer, G., *Himalayan village: an account of the lepchas of Sikkim*. M. Joseph Ltd, Washington, 1938.

Kalou Rinpotche, *Medecine Tibetaine*, Editions Marpa, Toulon-sur-Arroux, Francia, 1987, pp. 25-32.

Newhouses, R., Astudyincross-cultural health en *Tibetan Medicine*, serie n° 5, Library of Tibetan Works & Archives, Dhararnsala, India, 1982, pp. 54- 56.

Nieto, O.J.A. *Cultura y sociedad en las prácticas sexuales*. Fundación Universidad-Empresa, Madrid, 1989.

Pardo, E. *La medicina tibetana*, Natura Medicatrix, 1984, 7: 4-11.

Rinbocha y Hopkins, J., *Death, intermediate state and rebirth in Tibetan Buddhism.* Gabriel Press, New York, 1979.

Scharfettet, Ch., *Introducción a la psicopatología general.* Ed. Morata, Madrid, 1988.

Tsarong, J. *Concepts in traditional Tibetan medicine: pathophysiology, diagnosis and treatrnent. Acupunture & Electrotherap* Res. Int. J 1979, 4: 149-158.

En la misma colección

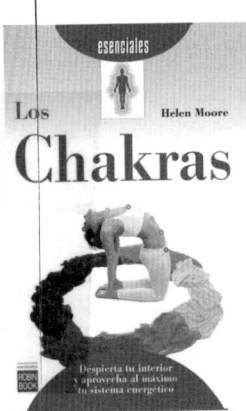

LOS CHAKRAS
Helen Moore
Despierta tu interior y aprovecha al máximo tu sistema energético.

Los Chakras son siete centros energéticos situados en el cuerpo humano. Su conocimiento nos llega a través de la cultura tibetana forjada a través de la experiencia personal de los maestros de Shidda Yoga. La energía del cosmos atraviesa nuestro cuerpo trabajando en esa red de centros energéticos sutiles. Los chakras captan esa energía del ser humano y la hacen circular hacia el macrocosmos. Los chakras nos conectan con nuestro mundo espiritual y de su equilibrio depende en buena medida nuestra salud. De nuestra capacidad para leer las señales de estos centros de energía y rectificar o corregir su trayectoria dependerá que podamos evitar determinados trastornos.

PNL
Clara Redford
Una guía práctica y sencilla para iniciarse en la programación neuroligüística

Con este libro descubrirá las técnicas básicas para comprender y practicar la programación neurolingüística en la vida diaria. La PNL es un método eficaz que trabaja el lenguaje para influir en los procesos cerebrales y una poderosa arma para realizar cambios en la vida, ya que gracias a este método cualquier persona puede desarrollar todas y cada una de las capacidades ocultas. Este libro es una guía práctica para realizar una serie de ejercicios que le servirán para (re)conocerse y poder cambiar así modelos de conducta mental y emocional por otros que le darán una mayor armonía y equilibrio.

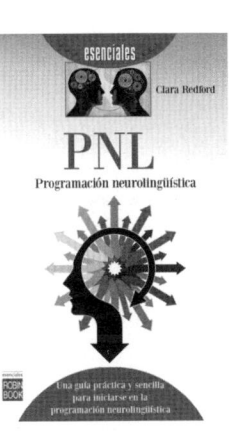

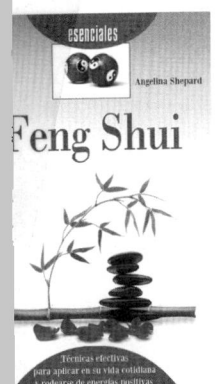

FENG SHUI
Angelina Shepard
Técnicas efectivas para aplicar en su vida cotidiana y rodearse de energías positivas

Feng Shui es una antigua ciencia desarrollada en China que revela cómo equilibrar las energías de un espacio para asegurar la salud y la buena fortuna de las personas que lo habitan. Este libro es una extraordinaria introducción muy práctica y sencilla a las formas de ubicación del Feng Shui. Aprenda a descubrir las técnicas de purificación para transformar su hogar en un espacio sagrado y distribuir los diferentes elementos de la casa para alcanzar el máximo bienestar.

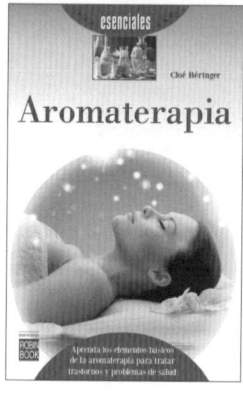

AROMATERAPIA
Cloé Béringer

Este libro es una invitación para adentrarse en el mundo de las esencias naturales que se extraen a través de las plantas. Cuando todo a nuestro alrededor transcurre muy rápido, cuando el entorno se vuelve cada día más exigente, parece obligado tomar un respiro y abandonarse a un tratamiento natural como este para restablecer nuestro equilibrio y armonía. Con la lectura de esta guía el lector conocerá las propiedades (analgésicas, antibióticas, antisépticas, sedantes, expectorantes o diuréticas) de cada una de las diferentes plantas de las que se pueden extraer los aceites esenciales y los beneficios físicos y psicológicos que se pueden derivar.

AYURVEDA
Thérèse Bernard

El método de salud más antiguo del mundo. Así es como se define el ayurveda. Desarrollado en la India hace ya más de 6.000 años, su nombre significa "conocimiento o ciencia de la vida". En efecto, se trata de crear equilibrio y fortalecer al tiempo las capacidades curativas del cuerpo humano. Su modo de abordar la salud desde un punto de vista holístico, esto es, integral, lo convierte en un método diagnóstico que tiene en cuenta todos los aspectos de la vida de una persona. Este libro es una introducción a la ciencia ayurvédica que le ayudará a desarrollar una mayor sensibilidad hacia su cuerpo, entendiendo la enfermedad pero también su origen. De modo que pueda conocer los aspectos físicos, psicológicos y espirituales de cada patología.

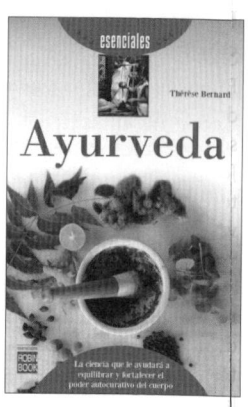

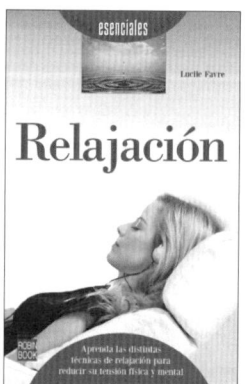

RELAJACIÓN
Lucile Favre

La relajación es un estado natural que nos proporciona un descanso profundo a la vez que regula nuestro metabolismo y nuestra tensión arterial. Pero llegar a ese estado es difícil debido al ritmo de vida al que nos vemos sometidos. Las técnicas de relajación liberan nuestras tensiones, tanto musculares como psíquicas, facilitan el equilibrio y nos proporcionan paz interior. Llegar a ese estado de bienestar y tranquilidad requiere tiempo y una cierta práctica. De ahí que este libro combine la exposición de los principales métodos contrastados para relajarse con una serie de ejercicios muy útiles que pueden conducirte a esa calma tan deseada.

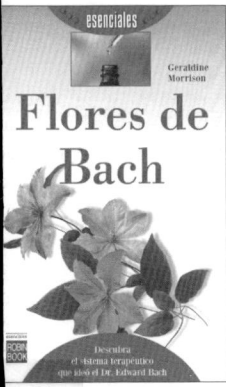

FLORES DE BACH
Geraldine Morrison

¿Sabía que los desequilibrios emocionales pueden tratarse con esencias florales? Son las llamadas Flores de Bach, un conjunto de 38 preparados artesanales elaborados a partir de la decocción o maceración de flores maduras de distintas especies vegetales silvestres. En efecto, emociones y sentimientos como la soledad, la timidez, la angustia, la intolerancia o el miedo pueden combatirse cuando perturban nuestro ritmo diario y trastocan nuestro equilibrio. Este libro reúne los conceptos fundamentales del sistema terapéutico ideado por Edward Bach con la finalidad de que cualquier persona pueda recuperar la armonía del cuerpo y de la mente a favor de un mayor bienestar.

PILATES
Sarah Woodward

Experimenta un nuevo estilo de vida y una nueva manera de pensar con el método Pilates, sin duda algo más que una serie de ejercicios físicos. Tal y como lo define su creador, Joseph Pilates, «es la ciencia y el arte de desarrollar la mente, el cuerpo y el espíritu de una manera coordinada a través de movimientos naturales bajo el estricto control de la voluntad». El método Pilates propone otra forma de realizar el trabajo muscular, dando un mayor protagonismo a la resistencia, la flexibilidad y el control postural. La mayoría de ejercicios se realizan mediante una serie de movimientos suaves y lentos que se consiguen a través del control de la respiración y la correcta alineación del cuerpo.

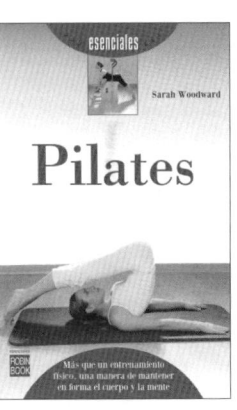

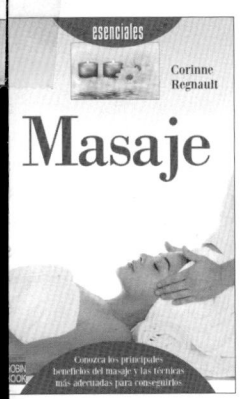

MASAJE
Corinne Regnault

Entre otros beneficios, el masaje facilita la eliminación de toxinas, activa la circulación sanguínea y linfática y mejora el aporte de oxígeno a los tejidos. También es útil para aliviar el estrés y estados de ánimo negativos, pues estimula la producción orgánica de endorfinas. Es, posiblemente, una de las herramientas terapéuticas más antiguas que ha empleado el ser humano para tratar estados de dolor. Y tradicionalmente se ha utilizado para aliviar o hacer desaparecer las contracturas y la tensión muscular. Este libro es un manual de uso básico que repasa los principales métodos utilizados para realizar un buen masaje y explica de manera muy práctica los pasos a seguir para realizarlo.

Títulos de la colección Esenciales:

Los puntos que curan - *Susan Wei*
Los chakras - *Helen Moore*
Grafología - *Helena Galiana*
El yoga curativo - *Iris White y Roger Colson*
Medicina china práctica - *Susan Wei*
Reiki - *Rose Neuman*
Mandalas - *Peter Redlock*
Kundalini yoga - *Ranjiv Nell*
Curación con la energía - *Nicole Looper*
Reflexología - *Kay Birdwhistle*
El poder curativo de los colores - *Alan Sloan*
Tantra - *Fei Wang*
Tai Chi - *Zhang Yutang*
PNL - *Clara Redford*
Ho' oponopono - *Inhoa Makani*
Feng Shui - *Angelina Shepard*
Flores de Bach - *Geraldine Morrison*
Pilates - *Sarah Woodward*
Masaje - *Corinne Regnault*
Aromaterapia - *Cloé Béringer*
Ayurveda - *Thérèse Bernard*
Plantas Medicinales - *Frédéric Clery*
Bioenergética - *Eva Dunn*
El poder curativo de los cristales - *Eric Fourneau*
Hidroterapia - *Sébastien Hinault*
Stretching - *Béatrice Lassarre*
Zen - *Hikari Kiyoshi*
Remedios naturales para la mujer - *Nina Thompson*
Aceites Esenciales - *Julianne Dufort*
Radiestesia - *Brian Stroud*
La Técnica Alexander - *Valérie Desjardins*
El lenguaje del cuerpo - *Edwin Neumann*
Inteligencia Emocional - *Marian Glover*
Kinesiología - *Laura Patterson*
Hipnosis - *Hope Parker*
Qi Gong - *Léonard Boulic*